本草经文献信息筛选

杨纪青　何永斌　孙维权　著

U0254806

东南大学出版社
SOUTHEAST UNIVERSITY PRESS
·南京·

内 容 简 介

　　本书借助计算机汉字古文献信息筛选技术，进行相空间聚类，发现中国历代本草学文献的聚类的核心是陶弘景《本草经集注》；明确了《本草经集注》在中国历代本草学文献集合中的核心基石地位。

　　借助计算机汉字古文献信息筛选技术，进行药物的药性功能相空间聚类，选择相空间聚类的相点云核对应的药物作为基本药物，确切界定了这 41 种基本药物的药性功能模型。

　　基于药性功能模型模式，构建了所有可能的 1 296 种药性功能模型，并导出了每种药性功能模型对应证。

　　基于本书的基本成果，探索了 40 种基本药物对现代才出现的疾病因素进行预防和序疗的可能途径。例如：核辐射、化学药物、环境污染、强烈情感、太空环境、超压超速超强电磁环境等。

　　本书是作者本草经文献信息筛选的部分成果介绍，可作为中医药专业师生、研究工作者、医师参考。

图书在版编目(CIP)数据

　　本草经文献信息筛选 / 杨纪青,何永斌,孙维权著. —南京：东南大学出版社,2017.11

　　ISBN　978 - 7 - 5641 - 7489 - 7

　　Ⅰ.①本…　Ⅱ.①杨…②何…③孙…　Ⅲ.①《神农本草经》-研究　Ⅳ.①R281.2

　　中国版本图书馆 CIP 数据核字(2017)第 289254 号

本草经文献信息筛选

出版发行	东南大学出版社
出 版 人	江建中
社　　址	南京市四牌楼 2 号
邮　　编	210096
经　　销	全国各地新华书店
印　　刷	虎彩印艺股份有限公司
开　　本	700 mm×1000 mm　1/16
印　　张	7.75
字　　数	200 千字
版　　次	2017 年 11 月第 1 版
印　　次	2017 年 11 月第 1 次印刷
书　　号	ISBN　978 - 7 - 5641 - 7489 - 7
定　　价	35.00 元

　　(本社图书若有印装质量问题，请直接与营销部联系。电话：025 - 83791830)

序　言

科学是用一套套模型机制及其逻辑推论系列来解释已知现象,预测未知现象,理论与实践在一定范围和一定程度内相符。这个范围和程度,就是这套科学理论或体系的适用范围和精准程度。

科学研究是根据既有实践包括观察事实的集合,猜测概括出一套套模型机制及其逻辑推论系列,来解释已知现象,预测未知现象,使理论与实践在一定范围和一定程度内相符;并且,不断修改完善这套模型机制,拓展其适用范围,提升其精准程度。

例如:经典力学中的牛顿体系、拉格朗日体系、哈米顿体系,它们的适用范围是低速宏观物质的运动现象;量子力学中的波动理论、矩阵理论、路径积分理论,它们的适用范围是低速微观物质的运动现象;微正则系综、正则系综、巨正则系综,它们的适用范围是低速经典热力学体系的运动现象。这些,都是人们公认的科学理论体系。再例如:物理化学中的热力学三大定律,分子生物学中的双螺旋结构模型,经济学中的经济人原理,特别是光速不变原理等,都是根据既有实践包括观察事实的集合,猜测概括出一套套模型机制及其逻辑推论系列,来解释已知现象,预测未知现象,使理论与实践在一定范围和一定程度内相符。

那么,中医药理论呢?

中医学理论体系包括:本草学理论、方证相应理论、经络理论、脉法理论、针灸理论等。举本草学理论为例来讨论中医药理论当前的状况。

本草学理论中经典的《神农本草经》,是 2 000 多年以前的作品集论;《新修本草》《证类本草》《本草经集注》,是 1 000 多年以前的作品集论;《本草纲目》《本草新编》是 200 多年以前的作品集论;还有,《药证及药证续编》《张仲景 50 药证》等近代作品。据尚志钧先生考证,中国历代本草著作多达数千种,是历代本草学家和医学家汇总前人研究成果,结合自己医药实践进行学术研究与实践探索的结晶。问题是,这些本草学著作或文献,属于科学理论或科学体系吗?

这要看它们的基本原理是什么、数学工具是什么、逻辑推论是什么、逻辑推论系列与客观事实相符的范围和程度如何。

汇总作者所能找到的中国历代本草学著作,借助计算机汉字古文献信息筛选技术,发现它们的基本原理有这些:阴阳五行理论、八卦理论、六气理论、升降沉浮一气周流理论、物类相聚和卦态表象理论、味气理论等。

　　计算机模拟仿真发现,从这些既有文献表述的原理出发进行系列逻辑推论,描述原理和进行推论的数学工具、逻辑推论的过程、逻辑推论的结果、推论结果与客观事实进行的比较等各个环节,都存在诸多不确定性,也就是不严谨。历史上、现代亦如此。弥补这种不严谨的做法,就是历代医家各自依据大量前人的和自己的医药实践概括归纳出的各种各样局部的、片面的、零碎的实验规律。正是这种局部的、片面的、零碎的实验规律的多少和实验规律与客观事实相符的范围和程度如何,决定了这个医家对疾病序疗过程即医学实践品质的高低;仅仅这种局部的、片面的、零碎的实验规律,对中国历代中医药学的传承,就已经创造了中国历代辉煌灿烂的中医药奇迹,功不可没。浩如烟海的历代本草学文献和方药医案文献,显示了这一客观事实。

　　当前中医药文献包括本草学文献,尚未发现有一个统一的模型机制,能够在足够大的范围内、足够精准的程度上可重复地、可验证地解释已知、预测未知。这需要我们从中国历代中医药文献中进行探索和开发,最终找到一个统一的、严谨的、简明的、科学的中医药理论体系。作者认为,它已经存在于中国历代(特别是唐代及之前)中医药文献宝库之中。基于这一认识,作者借助计算机技术,利用计算机超大信息容量和超快运行速度,对中国历代中医药文献,进行了系统的参数相空间探索以及大量的模型设计—逻辑推论—文献校验,取得了初步成果。

　　本书介绍了三个方面的初步探索和有益发现。这三个方面的探索和发现,实际上是用简明确切的药物药性功能模型及其某种形式的逻辑推论,来概括拟合中国历代本草学文献集,解释文献已有报道,预测文献尚未报道。这里假设文献报道大体上对应某种客观事实。

　　本书所介绍的作者的部分工作,从一个侧面提示,祖国传统医药学应当存在一个统一的、严谨的、简明的、科学的理论体系,它淹没在浩如烟海的历代中医药文献之中。这需要我们借助现代计算机技术和中国古代哲学思维特别是历代中医药文献研究实践,去探索和开发,从而传承和弘扬祖国传统医药学,使之造福人类。

　　本书包括五章。

　　第一章,对作者所能找到的本草学文献,借助计算机汉字古文献信息筛选技术,进行相空间聚类,发现中国历代本草学文献的聚类的核心是陶弘景《本草经集注》;明确了《本草经集注》在中国历代本草学文献集合中的核心基石地位。

　　第二章和第三章,对陶弘景《本草经集注》和数百种其他中医药文献,借助计算机汉字古文献信息筛选技术,进行药物的药性功能相空间聚类,选择相空间聚类的相点云核对应的药物作为基本药物,初步筛选出 41 种基本药物,确切界定了这 41 种基本药物的药性功能模型,包括:相域系上某相是阴虚或阴实、阳虚或阳实;相域系上某相是阴升或阴降、阳升或阳降;相域系上某相是寒变或热变。

　　这些药物药性功能模型的推论,重合了《本草经集注》明确表达的药性功能,还包含了《本草经集注》明确表达之外的药性功能。

　　这一工作,界定和拓展了 41 种基本药物的应用领域和适用范围。从而,能够明确 41 种基本药物临床序疗时的用药准则,能够解释 41 种基本药物在经典药方中的作用功效。

　　第四章,基于药性功能模型模式,构建了所有可能的 1 296 种药性功能模型,并可导出每种药性功能模型对应证。

　　第五章,基于本书的基本成果,探索了 41 种基本药物对现代才出现的疾病因素进行预防和序疗的可能途径。例如:核辐射、转基因、化学药物、环境污染、强烈情感、太空环境、超压超速超强电磁环境等。

　　本书的第二卷,将包括 41 种基本药物在经典医方中的作用和功效、41 种基本药物适应证(脉证,音证)、单方序病证集预测及医案校验。特点是 41 种基本药物适应证(音证)可视化展示诊断,从而远程诊断成为可能。

　　感谢东南大学出版社出版本书,特别感谢朱珉编辑和胡中正编辑对本书出版过程的全程指导和帮助;感谢湖北文理学院医学院资助出版本书,感谢本书所引用文献的所有作者,感谢我们的家人在本书研究写作出版这一长期过程中的理解与支持。

杨纪青

2017 年 9 月 22 日星期五

于中国湖北襄阳汉水之阳

目　录

第一章　本草文献信息筛选技术及 《本草经集注》的核心基石价值

一、祖国传统医药学

祖国传统医药学,是一座伟大的医药宝库,是中国传统文化的华丽篇章,是照耀和指导中华民族生存繁衍的北斗。

中医药学的传承和发展,有多个辉煌灿烂的历史阶段。《周易》《神农本草经》《黄帝内经》是祖国传统医药体系的根基。《周易》创建了一套符号模型动力学体系,通过周易卦态的各种表象,来实现这一模型体系对客观事物演化规律的符号空间表达。《神农本草经》创建了一套药物治疗动力学体系,通过每一种药物的正名、味气和功能、主治及用量、用法,以及各种药物的用药模式,来实现这一治疗体系对各种疾病的调治平偏。《黄帝内经》,其《素问》卷创建了一个符号模型动力学体系,通过五运六气的各种表象,来实现这一模型体系对人体和环境演化规律的符号空间表达。特别是对人体和环境的平衡态和非平衡态的界定,以及对非平衡态与平衡态相互转换的动力学规律的符号空间表达。《黄帝内经》的《灵枢》卷,对人体的核心结构系统——经络腧穴系统,进行了模型描述和动力学规律的符号空间表达。特别是对经络腧穴系统平衡态和非平衡态的界定,以及对非平衡态与平衡态相互转换的动力学规律的符号空间表达。

根据对客观事物的丰富的观察和体验,特别是大量的实验和实践,概括出一套系统—环境模型和模型演化的动力学规律。根据这一模型和规律,进行严谨的逻辑推演,得出一系列结论。把所有这些结论与客观现象进行比对:如果所有推论与事实都相符或基本相符,则这套模型规律就是一套科学的理论,推论与事实相符的程度和范围,就界定了这套科学理论的精度和适用范围;如果所有推论与事实部分相符或部分基本相符,则说明这套模型规律需要修改或完善,或用新的一套模型规律来替代它。这就是人类认识自然、适应自然、遵循自然的客观规律并利用自然的物质和能量改造自然的结构和过程与自然和谐相处的文明发展史。

以《神农本草经》,特别是梁·陶弘景撰著的《本草经集注》作为基本标志,经过华夏民族千百年广泛丰富、深入细致的实验和实践,现存丰富多彩的历史文献证实,祖国传统本草学的模型规律是一套科学理论。

但是,有两点需要注意到:

(1)我们现在对祖国传统医药学的学习认识理解,与真实的祖国传统医药学还是存在一定的或说巨大的差距。

(2)也是第一点的一个原因,由于历史传承的变异或错差、佚失,使得我们目前所掌握的历史文献,与这些文献的本来面目,还是存在一定的或说巨大的差距。这在《黄帝内经》和《周易》相关文献中表现得尤其明显。

梁·陶弘景撰著的《本草经集注》,在一定程度上修正或完善了对《神农本草经》本来面目的认识,这是伟大的历史功绩。

即便是梁·陶弘景撰著的《本草经集注》,它的原书也已佚失。由于梁·陶弘景撰著的《本草经集注》的内容散存于宋代《证类本草》以及唐代《新修本草》中,1961年安徽芜湖医专尚志钧先生对它进行了细致、精准、完备、系统的辑录,并最终于20世纪90年代形成了一部基本还原历史本来面目的本草学巨著:梁·陶弘景撰著《本草经集注》(辑校本)。尚先生以其生命长度为周期,兢兢业业扎扎实实致力于祖国传统本草学的文献研究,为中国传统医药学的传承和发展,做出了历史性的贡献。尚先生是所有中医药学传承发展工作者的一个现实楷模,也是科学工作者的楷模。本书多处引述了尚志钧先生的系列本草著作中关于药性功能的辑录文字的一些资料和论述,由于数量较多,不一一注明。它们包括:尚志钧撰:梁·陶弘景撰著《本草经集注》(辑校本),人民卫生出版社,1994年版;尚志钧撰:唐·苏敬撰著《新修本草》(辑复本),安徽科学技术出版社,1981年版;尚志钧撰:《神农本草经校注》,学苑出版社,2008年版;尚志钧撰:梁·陶弘景撰著《名医别录》(辑校本),人民卫生出版社,1986年版;尚志钧撰:宋·唐慎微撰著《重修政和经史证类备用本草》(辑校本),华夏出版社,1993年版;尚志钧撰:《中国本草要籍考》,安徽科学技术出版社,2009年版。

本书对梁·陶弘景撰著的《本草经集注》的系统研究,就是基于尚志钧先生撰著的梁·陶弘景撰著《本草经集注》(辑校本)而进行的。

梁·陶弘景撰著的《本草经集注》,"苞综诸经",使六朝数十种杂乱的主流本草系统化,为后世历代本草所宗。在唐代《新修本草》编撰时,独取梁·陶弘景撰著的《本草经集注》为蓝本,其他本草皆不用。陶氏在《名医别录》中所集诸药,亦是"经云"。梁·陶弘景撰著的《本草经集注》所集七百多种药物的正名、味气、功能、主治,主要药证、典型组方,用法用量、副作用,可以说都是"经云":一是陶氏当年参考现已失传的远古诸"经";二是陶氏自身研究、实践、认识、体悟的诸药客观本质之"经"。经过对中医本草学包括整个祖国传统医药学原始文献的深入研究、实践和系统理解、整理,我们认为,梁·陶弘景撰著的《本草经集注》具有"经"的本质,是祖国传统医药学传承发展的一个核心基石。

所以,我们尝试以本草经文献为线索,以计算机信息挖掘技术为工具,来探索和传承祖国传统医药学。

二、本草文献

本草学文献,从历史源流来说,公元 2 世纪,出现了《本草经》;公元 6 世纪,出现了《雷公炮炙论》《本草经集注》;公元 7 世纪,出现了《新修本草》;公元 10 世纪,出现了《开宝本草》;随后出现了《经史证类备急本草》;以及后来王好古《汤液本草》、李时珍《本草纲目》等。历代各种本草文献,多达数千种。

伴随地,本草组方文献,不仅广泛地应用本草学文献于组方治病,而且起到了传承和弘扬本草学的巨大作用,例如:《外台秘要》《千金方》《医心方》等。

对所能找到的本草学文献和本草方文献进行信息编码,借助计算机技术进行相空间聚类,探索这些文献的相互关联和各种本草药性功能的文献共识,是深入进行本草文献研究和借助理论指导系统拓展本草药物利用模式的一个有效途径。本书的目的,就是介绍作者在这方面的部分成果。

三、本草文献信息筛选技术

本书报道的部分成果,是由如下信息筛选技术所获得。

(1) 基于神经网络技术,在对本草文献素材进行信息编码基础上,进行两个方面的相空间聚类:一是本草文献的关联性聚类,二是本草药物药性功能文献共识聚类。这里主要应用了拓展的径向基神经网络和拓展的 SOM 神经网络。

(2) 进行上述聚类的前提,先要对古代汉字在中医药文献中意蕴的相空间聚类。聚类结果发现:古代汉字音的信息量远远大于形的信息量,且古代汉字相空间聚类以音为特征量的结果远比以形为特征量的结果要理想;古代汉字相空间聚类具有丰富的有序结构。

(3) 进行上述聚类的方法,都是:设定目标—猜测可能的模型机制—选择样本—信息编码—信息权重设置—样本训练—样本实验,然后重新操作这一循环,直到样本实验的结果比较理想。整个过程充分利用了计算机大容量记忆功能、快速查找功能、大容量快速重复试验筛选正确模型机制和假说功能。

经过计算机长时间运行和重复校正,作者得到了一系列结果。最显著的结果之一是,《本草经集注》在中国历代本草学文献集中位于核心和基础地位。

四、《本草经集注》的核心基石价值

《本草经集注》在本草文献相空间聚类结果中,位于相空间最大聚类中心,其他典籍与之重叠率最大;《本草经》《雷公炮炙论》《新修本草》《开宝本草》《经史证类备急本草》《汤液本草》《本草纲目》等位于次级聚类中心。《外台秘要》《千金方》《医心方》等都是在它的基础上以它为核心拓展而来。

相空间聚类最大重叠率表明,《本草经集注》在中国历代本草学文献集中,位于核心和基础地位。

在本书以下几章,简要报道本草学的一个模型理论。欢迎有兴趣的读者,特别是立志探索传承弘扬祖国传统医药学的读者,与作者进行广泛深入的交流和合作。

第二章　本草药性功能相空间及用药法则

一、人体结构功能模型：六系

科学，是一套套模型机制及其逻辑推论系列来解释已知现象，预测未知现象，使理论与实践在一定范围和一定程度内相符。这个范围和程度，就是这套科学理论或体系的适用范围和精准程度。

科学研究，就是根据既有实践包括观察事实的集合，猜测概括出一套套模型机制及其逻辑推论系列，来解释已知现象，预测未知现象，使理论与实践在一定范围和一定程度内相符，并且不断修改完善这套模型机制，拓展其适用范围，提升其精准程度。

当前中医药文献包括本草学文献，尚未发现有一个统一的模型机制，能够在足够大的范围内、足够精准的程度上可重复地、可验证地解释已知、预测未知。这需要我们从中国历代中医药文献中进行探索和开发，最终找到一个统一的、严谨的、简明的、科学的中医药理论体系。作者认为，它已经存在于中国历代（特别是唐代及之前）中医药文献宝库之中。本书是这一方向的探索之一。

我们根据既有实践包括观察事实的集合，这里主要是根据计算机古汉字信息筛选技术对历代本草文献的相空间聚类结果，结合量子力学、量子统计力学和现代科学对人体的研究结果，猜测概括出一套本草药性功能模型和人体结构功能模型机制（假说），从这一模型机制（假说）出发，进行以表象延拓（物类相聚）为主要模式的逻辑推论，得到一个推论结果系列，来解释已知现象（即重合既有文献），预测未知现象（即拓展既有文献），使这一模型机制及其逻辑推论（理论）与实践（既有文献集）在一定范围和一定程度内相符，并且不断修改完善这套模型机制，拓展其适用范围，提升其精准程度。

假说一：人体用六个系统来模拟：

（1）元系。阴：A＝{油膜；三焦；脐；卵；脑髓；心胞；小腹}；阳：a＝{诸阳之本；A集物质系统伴生的高度简并的物质波分量；淡泊宁静}。

（2）木系。阴：B＝{血脉；胆；肝；筋骨；神经；淋巴；经络；肠胃；目；头；肋}；阳：b＝{B集物质系统伴生的高度简并的物质波分量；从属诸阳之本；恚怒仇恨}。

（3）火系。阴：C＝{心；小肠；血脉；脑；细胞}；阳：c＝{C集物质系统伴生的高度简并的物质波分量；从属诸阳之本；欢喜狂妄}。

（4）土系。阴：D＝{脾；胃；肌；口；体内食物饮水呼吸气体和异物垃圾及败坏物系寄生物系；体外环境；诸阴之总}；阳：d＝{D集物质系统伴生的高度简并的物质波分量；从属诸阳之本；愁思烦急}。

（5）金系。阴：E＝{肺；大肠；筋骨；神经；淋巴；肠胃；九窍；关节；腰脊；头面；胸；鼻；皮毛}；阳：e＝{E集物质系统伴生的高度简并的物质波分量；从属诸阳之本；惊悸恐惧}。

（6）水系。阴：F＝{肾；膀胱；精；脑髓；水；耳；卵}；f＝{F集物质系统伴生的高度简并的物质波分量；从属诸阳之本；悲丧哀厥}。

二、本草药性功能相空间

对历代本草文献进行相空间聚类，发现：

假说二：本草药性功能可以聚类在六个相空间区域；在每个相空间聚类区域中，存在一些次级聚类核：

1. 相空间区域A的次级聚类核集合：

（1）元阳虚：A1＝{主补五脏；安精神；定魂魄；除鬼；使淡泊宁静}；

（2）元阳实：A2＝{除鬼；解蛊；杀百精，A系痛；失去理智；杨梅}；

（3）元阴虚：A3＝{止口焦舌干；利小便；久服安精神定魂魄；养神保神；生津；虚劳客热；止渴；益津液，除虚热，夺实火；利水道；消渴；伤热火烂；补A系虚损}；

（4）元阴实：A4＝{脂肪肝；脂肪脾；脂肪肺；脂肪肾；脂肪心；高血脂；油精；鬼物传染寄宿；老物狭鬼；A系痰积；水道瘀滞；A系疼；经络瘀结瘀滞}。

2. 相空间区域B的次级聚类核集合：

（1）木阳虚：B1＝{逐停水；乳难；消水；利小便；寒热往来；推荡癥结；发散郁滞；疏通血脉；疏通经络；腹中邪逆；时行寒热；大风邪气；除邪；疟疾；开通闭塞；瘟疫；痫疾；B系虚损；身体偏异；担忧}；

（2）木阳实：B2＝{寒热往来；泄痢；麻风；秃癞；时毒；大风在身面；霍乱；吐下不止；除寒热邪气；风头目眩；主头面游风；久泄久痢；温疟；消怒气；消诸淋；大风癞疾；妇人子藏风邪气；除邪；腹痛泄痢；瘟疫；瘴气；时行寒热；身体偏异；疏通血脉；

止血妄行;疏通经络;逐邪气;肋下痛};

（3）木阴虚:B3＝{血虚;肝虚;胆虚;耳虚;肠胃不利;补 B 系虚损};

（4）木阴实:B4＝{吐血;瘀血;溺血;血妄行;除恶血;止下血;止血漏;利肠胃;去胃中宿食;疏通血脉;逐血痹;逐五脏间败血;祛风;寒热往来;推荡癥结;发散郁滞;通血脉;通经络;肋下疼;恶风}。

3. 相空间区域 C 的次级聚类核集合:

（1）火阳虚:C1＝{体能释放节律缓慢;体能释放强度衰弱;自卑消沉};

（2）火阳实:C2＝{暴热燔焰蒸腾;欢喜狂妄;身热;三焦大热;止大渴;咽热;烫伤;烧伤;核辐射;电磁辐射;宇宙射线};

（3）火阴虚:C3＝{血冷;虚寒;体能释放燃料不足;处于低能态细胞过多;补 C 系虚损};

（4）火阴实:C4＝{除热;烫伤;烧伤;火疮;核辐射致伤;电磁辐射致伤;宇宙射线致伤;体能释放燃料过剩;处于高能态细胞过多;恶热}。

4. 相空间区域 D 的次级聚类核集合:

（1）土阳虚:D1＝{除恶纳善;呆;调中化食;安和五脏;交结形神;清除体内异物、垃圾、败坏物系、寄生物系};

（2）土阳实:D2＝{除恶;消思虑烦急;止心下烦};

（3）土阴虚:D3＝{补中,益气力,长肌肉,主序伤中,补虚赢;补 D 系虚损};

（4）土阴实:D4＝{大腹淋沥,水肿淋结;除痰湿;伤中,伤饱,心下满结,气结;消谷调中;消痰结,暖胃,除恶物;湿痹死肌,身烦疼;一身面目黄肿;逐皮间风水结肿,四肢湿痹;恶疮;恶物瘀结,诸恶疮疡;老物殃鬼;除客血内塞,序老血在五脏间,咳唾言语气臭,扫瘀浊;癥瘕积聚,留饮宿食,荡涤肠胃,推陈致新,诸老血留结}。

5. 相空间区域 E 的次级聚类核集合:

（1）金阳虚:E1＝{消毒;愤愤不平;痛疽,头疡,安充五脏,排脓拔毒;瘘疮枪伤;创伤;折跌,绝筋,伤中,主男子五劳七伤,补五脏内伤不足,饱力断绝,通九窍,补虚劳赢瘦,止腰痛,毒疮;膝痛不可屈伸,补中续绝,填骨髓,除脑中痛及腰脊痛,肢瘘,久败疮,五痔鼠瘘,小儿百病;消渴;止渴;益气;金疮,消肿毒;强筋骨;瘰疬;痔疮;摧生;诸肿毒疥癣;疗疮丹毒;败毒消肿;解瘟;神经麻木;淋巴肿毒;肠胃中毒;气陷;血妄行;下血;漏血;金创};

（2）金阳实:E2＝{解毒;惊悸恐惧,痛疽;金疮;瘘疮;诸肿毒疥癣斑疹;疗疮丹毒;败毒消肿;杀三虫,胸胁逆气,咳逆;定肺气;金创};

（3）金阴虚:E3＝{强筋骨,保肺气,补气;金创;崩中漏血,金疮血内漏,补 E 系虚损｝；

（4）金阴实：E4＝｛燥；气肿气疼；大气下陷；拘挛；坚疼｝。

6. 相空间区域 F 的次级聚类核集合：

（1）水阳虚：F1＝｛代谢机制和免疫机制虚损｝；

（2）水阳实：F2＝｛代谢机制和免疫机制变异；除妖蛊；悲丧｝；

（3）水阴虚：F3＝｛干渴；虚热；精弱；补 F 系虚损；｝

（4）水阴实：F4＝｛淋露；水胀；寒冷；恶寒，冻疮；F 系变异｝。

三、六相域阴阳实虚药证相空间代码及六相域阳阴寒热痛疼

只据系相态阳虚代码和系相态阴虚代码就可标志一个本草的药性功能。因为，某系某相态阳虚必然伴随着对偶系对偶相态相应阳实；某系某相态阴虚必然伴随着对偶系对偶相态相应阴实。

假说三：一个本草药性功能（药证）是由其系相态阳虚、系相态阳实和系相态阴虚、系相态阴实四个特征来界定的。

我们用一个相空间坐标集合｛i,j,k,m｝，来标志一个本草的药性功能：即 i 系 j 阳虚且 k 系 m 阴虚；用对偶拓展相空间坐标集合｛i,j,k,m；I,J,K,M｝来表达一个本草的药性功能。这里，大写标志物与小写标志物关于系、相、虚实对偶。

i＝｛1;2;3;4;5;6｝标志各系｛A;B;C;D;E;F｝；j＝｛1;2;3;4;5;6｝标志各相阳虚｛A1;B1;C1;D1;E1;F1｝；k＝｛1;2;3;4;5;6｝标志各系｛A;B;C;D;E;F｝；m＝｛1;2;3;4;5;6｝标志各相阴虚｛A3;B3;C3;D3;E3;F3｝；I＝｛1;2;3;4;5;6｝标志各系｛D;E;F;A;B;C｝；J＝｛1;2;3;4;5;6｝标志各相阳实｛D2;E2;F2;A2;B2;C2｝；K＝｛1;2;3;4;5;6｝标志各系｛D;E;F;A;B;C｝；M＝｛1;2;3;4;5;6｝标志各相阴实｛D4;E4;F4;A4;B4;C4｝。

阳实则痛；阴实则疼；

阳实生热；阴实生寒；阳虚生虚寒；阴虚生虚热。

四、用药模式

中国历代中医药典籍，存在各种不同的、零碎的、片面的、局部的、特定的"用药

法则"。例如:虚则补其母,实则泄其子;子令母虚,母令子实;再例如:见肝之病,当先实脾;也如:见肝之病,以辛补之,以酸消之,以甘养之,以苦泄之;还如:甘温除大热;又如:暴注之病,补木,补土,补金,补水;等,各色各样。

假说四:

六系相空间中,六系顺时针构成环代码依次为1、2、3、4、5、6;六相域相空间中,六相域顺时针构成环代码依次为1、2、3、4、5、6。

邪之所凑其正必虚;正气内存邪不相干。虚则补其正;实则泄其邪。阴阳相荡,刚柔相推,水火相济。

第三章 41种基本本草的药性功能

一、41种基本本草相空间代码

我们用一个相空间坐标集合$\{i,j,k,m\}$来标志一个本草的药性功能;用对偶拓展相空间坐标集合$\{i,j,k,m;I,J,K,M\}$来表达一个本草的药性功能。这一方法,不仅是对本草药性功能的一种客观描述,也极大地方便了借助计算机技术根据本草药性功能用之来对证组方,提供了操作上的便利。

根据计算机汉字古文献信息筛选技术,我们对《本草经集注》中的41种基本药物药性功能的相空间聚类结果,显示一个规律:

假说五:本草药性功能,相同代码的本草其药性功能相同,但其偏重着力点要进一步区别,由其生存环境而就其位和生存状态而尽其势。

根据对《本草经集注》中的41种基本药物药性功能的相空间聚类结果,得到它们的药性功能和相空间代码。

表 3-1 41种基本本草相空间代码

名称	味气	药性功能	代码	序号
松脂	辛序	{E-E1;B-A3}	5521	1
			5522	
茯苓	甘序	{D-B1;D-A3}	4241	2
麦门冬	酸序	{E-A1;E-A3}	5151	3
			5555	
天门冬	淡微寒	{D-A1;A-E3}	4115	4
白术	淡序	{B-E1;A-A3}	2511	5
干地	淡微寒	{B-E1;A-E3}	2515	6
菖蒲	辛序	{C-E1;B-A3}	3521	7
			3522	
薯蓣	酸微寒	{E-E1;E-E3}	5555	8

续表 3 - 1

名称	味气	药性功能	代码	序号
甘草	甘序	{D - E1;D - A3}	4541	9
人参	甘序	{D - B1;D - A3}	4241	10
广木香	淡微寒	{D - E1;A - E3}	4515	11
牛膝	辛序	{E - E1;B - A3}	5521	12
			5522	
当归	辛序	{B - A1;B - A3}	2121	13
			2222	
芍药	酸序	{E - E1;E - A3}	5551	14
			5555	
草灰	淡温	{E - C1;A - C3}	5313	15
青蒿	苦序	{E - B1;F - A3}	5261	16
黄芩	淡寒	{D - E1;A - F3}	4516	17
升麻	甘序	{B - E1;D - A3}	2541	18
麻黄	辛温	{E - D1;B - C3}	5423	19
金银花	甘微寒	{D - E1;D - E3}	4545	20
葛根	淡寒	{E - E1;A - F3}	5516	21
此胡	辛序	{E - A1;B - A3}	5121	22
			5522	
薏苡仁	辛序	{B - E1;B - A3}	2521	23
			2522	
车前子	辛序	{E - E1;B - A3}	5521	24
			5522	
黄芪	辛序	{D - E1;B - A3}	4521	25
			4522	
玄参	辛序	{A - B1;B - A3}	1221	26
			1222	
山茱	辛序	{A - E1;B - A3}	1521	27
			1522	
栝蒌根	酸序	{A - B1;E - A3}	1251	28
大黄	酸序	{E - D1;E - A3}	5451	29
			5455	
石膏	甘序	{D - B1;D - A3}	4241	30

名称	味气	药性功能	代码	序号
矾石	淡寒	{E-D1;A-F3}	5416	31
雄黄	甘微温	{D-D1;D-B3}	4442	32
杜仲	辛序	{E-E1;B-A3}	5521	33
			5522	
三七	酸序	{A-E1;E-A3}	1551	34
			1555	
附子	辛温	{D-E1;B-C3}	4523	35
桂枝	辛温	{E-A1;B-A3}	5121	36
			5522	
半夏	辛序	{A-B1;B-A3}	1221	37
			1222	
乳香	酸微温	{E-B1;E-B3}	5252	38
没药	辛微寒	{B-E1;B-E3}	2525	39
鸡内金	淡序	{D-D1;A-A3}	4411	40
续断	辛微寒	{E-E1;B-E3}	5525	41

二、41 种基本本草的药性功能的计算机输出

r1＝

　　［松脂,辛序,{E-E1;B-A3},5521,1]

R1＝

　　肺;大肠;筋骨;神经;淋巴;肠胃;九窍;关节;腰脊;头面;胸;鼻;皮毛——系上:

　　消毒;愤愤不平;痛疽,头疡,安充五脏,排脓拔毒;瘘疮枪伤;创伤;折跌,绝筋,伤中,主男子五劳七伤,补五脏内伤不足,饱力断绝,通九窍,补虚劳羸瘦,止腰痛,毒疮;膝痛不可屈伸,补中续绝,填骨髓,除脑中痛及腰脊痛,肢瘘,久败疮,五痔鼠瘘,小儿百病;消渴;止渴;益气;金疮,消肿毒;强筋骨;瘰疬;痔疮;摧生;诸肿毒疥癣;疔疮丹毒;败毒消肿;解痞;神经麻木;淋巴肿毒;肠胃中毒;气陷;血妄行;下血;漏血;金创(金系受到强力冲击破坏)

　　血脉;胆;肝;筋骨;神经;淋巴;经络;肠胃;目;头;肋——系上:

　　止口焦舌干;利小便;久服安精神定魂魄;养神保神;生津;虚劳客热;止渴;益津液,除虚热,夺实火;利水道;消渴;伤热火烂;补 A 系虚损

R11＝

脉;胆;肝;筋骨;神经;淋巴;经络;肠胃;目;头;肋——系上:

逐停水;乳难;消水;利小便;寒热往来;推荡瘀结;发散郁滞;疏通血脉;疏通经络;腹中邪逆;时行寒热;大风邪气;除邪;疟疾;开通闭塞;瘟疫;痢疾;B 系虚损;身体偏异;担忧

肺;大肠;筋骨;神经;淋巴;肠胃;九窍;关节;腰脊;头面;胸;鼻;皮毛——系上:

补中,益气力,长肌肉,主序伤中,补虚赢;补 D 系虚损

r2＝

[茯苓,甘序,{D-B1;D-A3},4241,2]

R2＝

脾;胃;肌;口;体内食物饮水呼吸气体和异物垃圾及败坏物系寄生物系;体外环境;诸阴之总——系上:

逐停水;乳难;消水;利小便;寒热往来;推荡瘀结;发散郁滞;疏通血脉;疏通经络;腹中邪逆;时行寒热;大风邪气;除邪;疟疾;开通闭塞;瘟疫;痢疾;B 系虚损;身体偏异;担忧

脾;胃;肌;口;体内食物饮水呼吸气体和异物垃圾及败坏物系寄生物系;体外环境;诸阴之总——系上:

止口焦舌干;利小便;久服安精神定魂魄;养神保神;生津;虚劳客热;止渴;益津液,除虚热,夺实火;利水道;消渴;伤热火烂;补 A 系虚损

R22＝

油膜;三焦;脐;卵;脑髓;心胞;小腹——系上:

解毒;惊悸恐惧;痈疽;金疮;瘘疮;诸肿毒疥癣斑疹;疔疮丹毒;败毒消肿;杀三虫,胸胁逆气,咳逆;定肺气;金创(金系受到强力冲击破坏)

油膜;三焦;脐;卵;脑髓;心胞;小腹——系上:

大腹淋沥,水肿淋结;除痰湿;伤中,伤饱,心下满结,气结;消谷调中;消痰结,暖胃,除恶物;湿痹死肌,身烦疼;一身面目黄肿;逐皮间风水结肿,四肢湿痹;恶疮;恶物瘀结,诸恶疮疡;老物殃鬼;除客血内塞,序老血在五脏间,咳唾言语气臭,扫瘀浊;症瘕积聚,留饮宿食,荡涤肠胃,推陈致新,诸老血留结

r3＝

[麦门冬,酸序,{E-A1;E-A3},5151,3]

R3＝

肺;大肠;筋骨;神经;淋巴;肠胃;九窍;关节;腰脊;头面;胸;鼻;皮毛——系上:

主补五脏;安精神;定魂魄;除鬼;使淡泊宁静;元欲过弱肺;大肠;筋骨;神经;淋巴;肠胃;九窍;关节;腰脊;头面;胸;鼻;皮毛——系上:

止口焦舌干;利小便;久服安精神定魂魄;养神保神;生津;虚劳客热;止渴;益津液,除虚热,夺实火;利水道;消渴;伤热火烂;补 A 系虚损

R33＝

筋骨;神经;淋巴;经络;肠胃;目;头;肋——系上:

除恶;消思虑烦急;止心下烦;纳欲过旺血脉;胆;肝;筋骨;神经;淋巴;经络;肠胃;目;头;肋——系上:

大腹淋沥,水肿淋结;除痰湿;伤中,伤饱,心下满结,气结;消谷调中;消痰结,暖胃,除恶物;湿痹死肌,身烦疼;一身面目黄肿;逐皮间风水结肿,四肢湿痹;恶疮恶物

瘀结,诸恶疮痒;老物殃鬼;除客血内塞,序老血在五脏间,咳唾言语气臭,扫瘀浊;症瘕积聚,留饮宿食,荡涤肠胃,推陈致新,诸老血留结

r4＝

［天门冬,淡微寒,{D－A1;A－E3},4115,4]

R4＝

脾;胃;肌;口;体内食物饮水呼吸气体和异物垃圾及败坏物系寄生物系;体外环境;诸阴之总——系上:

主补五脏;安精神;定魂魄;除鬼;使淡泊宁静;元欲过弱;油膜;三焦;脐;卵;脑髓;心胞;小腹——系上:

强筋骨,保肺气,补气;金创(金系受到强力冲击破坏);崩中漏血,金疮血内漏,补 E 系虚损

R44＝

油膜;三焦;脐;卵;脑髓;心胞;小腹——系上:

除恶;消思虑烦急;止心下烦;纳欲过旺脾;胃;肌;口;体内食物饮水呼吸气体和异物垃圾及败坏物系寄生物系;体外环境;诸阴之总——系上:

吐血;瘀血;溺血;血妄行;除恶血;止下血;止血漏;利肠胃;去胃中宿食;疏通血脉;逐血痹;逐五脏间败血;祛风;寒热往来;推荡瘀结;发散郁滞;通血脉;通经络;肋下疼;恶风

r5＝

　　[白术,淡序,{B－E1;A－A3},2511,5]

R5＝

　　血脉;胆;肝;筋骨;神经;淋巴;经络;肠胃;目;头;肋——系上:

　　消毒;愤愤不平;痈疽,头疡,安充五脏;排脓拔毒;瘘疮枪伤;创伤;折跌,绝筋,伤中,主男子五劳七伤,补五脏内伤不足,饱力断绝,通九窍,补虚劳羸瘦,止腰痛,毒疮;膝痛不可屈伸,补中续绝,填骨髓,除脑中痛及腰脊痛,肢瘘,久败疮,五痔鼠瘘,小儿百病;消渴;止渴;益气;金疮,消肿毒;强筋骨;瘰疬;痔疮;摧生;诸肿毒疥癣;疗疮丹毒;败毒消肿;解痞;神经麻木;淋巴肿毒;肠胃中毒;气陷;血妄行;下血;漏血;金创(金系受到强力冲击破坏)

　　油膜;三焦;脐;卵;脑髓;心胞;小腹——系上:

　　止口焦舌干;利小便;久服安精神定魂魄;养神保神;生津;虚劳客热;止渴;益津液,除虚热,夺实火;利水道;消渴;伤热火烂;补 A 系虚损

R55＝

　　肺;大肠;筋骨;神经;淋巴;肠胃;九窍;关节;腰脊;头面;胸;鼻;皮毛——系上:

　　寒热往来;泄痢;麻风;秃癞;时毒;大风在身面;霍乱;吐下不止;除寒热邪气;风头目眩;主头面游风;久泄久痢;温疟;消怒气;消诸淋;大风癞疾;妇人子藏风邪气;除邪;腹痛泄痢;瘟疫;瘴气;时行寒热;身体偏异;疏通血脉;止血妄行;疏通经络;逐邪气;肋下痛

　　脾;胃;肌;口;体内食物饮水呼吸气体和异物垃圾及败坏物系寄生物系;体外环境;诸阴之总——系上:

　　大腹淋沥,水肿淋结;除痰湿;伤中;伤饱;心下满结;气结;消谷调中;消痰结,暖胃,除恶物;湿痹死肌,身烦疼;一身面目黄肿;逐皮间风水结肿,四肢湿痹;恶疮;恶物瘀结;诸恶疮疡;老物妖鬼;除客血内塞;序老血在五脏间,咳唾言语气臭,扫瘀浊;症瘕积聚;留饮宿食;荡涤肠胃;推陈致新;诸老血留结

r6＝

　　[干地,淡微寒,{B－E1;A－E3},2515,6]

R6＝

　　血脉;胆;肝;筋骨;神经;淋巴;经络;肠胃;目;头;肋——系上:

　　消毒;愤愤不平;痈疽,头疡,安充五脏;排脓拔毒;瘘疮枪伤;创伤;折跌,绝筋,

伤中,主男子五劳七伤,补五脏内伤不足,饱力断绝,通九窍,补虚劳羸瘦,止腰痛,毒疮;膝痛不可屈伸,补中续绝,填骨髓,除脑中痛及腰脊痛,肢瘘,久败疮,五痔鼠瘘,小儿百病;消渴;止渴;益气;金疮,消肿毒;强筋骨;瘰疬;痔疮;摧生;诸肿毒疥癣;疗疮丹毒;败毒消肿;解痞;神经麻木;淋巴肿毒;肠胃中毒;气陷;血妄行;下血;漏血;金创(金系受到强力冲击破坏)

油膜;三焦;脐;卵;脑髓;心胞;小腹——系上:

强筋骨,保肺气,补气;金创(金系受到强力冲击破坏);崩中漏血,金疮血内漏,补 E 系虚损

R66＝

肺;大肠;筋骨;神经;淋巴;肠胃;九窍;关节;腰脊;头面;胸;鼻;皮毛——系上:

寒热往来;泄痢;麻风;秃癞;时毒;大风在身面;霍乱;吐下不止;除寒热邪气;风头目眩;主头面游风;久泄久痢;温疟;消怒气;消诸淋;大风癞疾;妇人子藏风邪气;除邪;腹痛泄痢;瘟疫;瘴气;时行寒热;身体偏异;疏通血脉;止血妄行;疏通经络;逐邪气;肋下痛

脾;胃;肌;口;体内食物饮水呼吸气体和异物垃圾及败坏物系寄生物系;体外环境;诸阴之总——系上:

吐血;瘀血;溺血;血妄行;除恶血;止下血;止血漏;利肠胃;去胃中宿食;疏通血脉;逐血痹;逐五脏间败血;祛风;寒热往来;推荡瘀结;发散郁滞;通血脉;通经络;肋下疼;恶风

r7＝

[菖蒲,辛序,{C－E1;B－A3},3521,7]

R7＝

心;小肠;血脉;脑;细胞——系上:

消毒;愤愤不平;痈疽,头疡,安充五脏,排脓拔毒;瘘疮枪伤;创伤;折跌,绝筋,伤中,主男子五劳七伤,补五脏内伤不足,饱力断绝,通九窍,补虚劳羸瘦,止腰痛,毒疮;膝痛不可屈伸,补中续绝,填骨髓,除脑中痛及腰脊

痛,肢瘘,久败疮,五痔鼠瘘,小儿百病;消渴;止渴;益气;金疮,消肿毒;强筋骨;瘰疬;痔疮;摧生;诸肿毒疥癣;疗疮丹毒;败毒消肿;解痞;神经麻木;淋巴肿毒;肠胃中毒;气陷;血妄行;下血;漏血;金创(金系受到强力冲击破坏)

血脉;胆;肝;筋骨;神经;淋巴;经络;肠胃;目;头;肋——系上:

止口焦舌干;利小便;久服安精神定魂魄;养神保神;生津;虚劳客热;止渴;益

津液,除虚热,夺实火;利水道;消渴;伤热火烂;补 A 系虚损

R77＝

　　肾;膀胱;基因;精;脑髓;水;耳;卵——系上:

　　寒热往来;泄痢;麻风;秃癞;时毒;大风在身面;霍乱;吐下不止;除寒热邪气;风头目眩;主头面游风;久泄久痢;温疟;消怒气;消诸淋;大风癞疾;妇人子藏风邪气;除邪;腹痛泄痢;瘟疫;瘴气;时行寒热;身体偏异;疏通血脉;止血妄行;疏通经络;逐邪气;肋下痛

　　肺;大肠;筋骨;神经;淋巴;肠胃;九窍;关节;腰脊;头面;胸;鼻;皮毛——系上:

　　大腹淋沥,水肿淋结;除痰湿;伤中;伤饱;心下满结;气结;消谷调中;消痰结,暖胃,除恶物;湿痹死肌,身烦疼;一身面目黄肿;逐皮间风水结肿,四肢湿痹;恶疮;恶物瘀结;诸恶疮疡;老物殃鬼;除客血内塞;序老血在五脏间,咳唾言语气臭,扫瘀浊;症瘕积聚;留饮宿食;荡涤肠胃;推陈致新;诸老血留结

r8＝

　　[薯蓣,酸微寒,{E－E1;E－E3},5555,8]

R8＝

　　肺;大肠;筋骨;神经;淋巴;肠胃;九窍;关节;腰脊;头面;胸;鼻;皮毛——系上:

　　消毒;愤愤不平;痈疽,头疡,安充五脏,排脓拔毒;瘘疮枪伤;创伤;折跌,绝筋,伤中,主男子五劳七伤,补五脏内伤不足,饱力断绝,通九窍,补虚劳羸瘦,止腰痛,毒疮;膝痛不可屈伸,补中续绝,填骨髓,除脑中痛及腰脊痛,肢瘘,久败疮,五痔鼠瘘,小儿百病;消渴;止渴;益气;金疮,消肿毒;强筋骨;瘰疬;痔疮;摧生;诸肿毒疥癣;疔疮丹毒;败毒消肿;解痞;神经麻木;淋巴肿毒;肠胃中毒;气陷;血妄行;下血;漏血;金创(金系受到强力冲击破坏)

　　肺;大肠;筋骨;神经;淋巴;肠胃;九窍;关节;腰脊;头面;胸;鼻;皮毛——系上:

　　强筋骨,保肺气,补;金创(金系受到强力冲击破坏);崩中漏血,金疮血内漏,补 E 系虚损

R88＝

　　血脉;胆;肝;筋骨;神经;淋巴;经络;肠胃;目;头;肋——系上:

　　寒热往来;泄痢;麻风;秃癞;时毒;大风在身面;霍乱;吐下不止;除寒热邪气;风头目眩;主头面游风;久泄久痢;温疟;消怒气;消诸淋;大风癞疾;妇人子藏风邪气;除邪;腹痛泄痢;瘟疫;瘴气;时行寒热;身体偏异;疏通血脉;止血妄行;疏通经络;逐邪气;肋下痛

血脉;胆;肝;筋骨;神经;淋巴;经络;肠胃;目;头;肋——系上:

吐血;瘀血;溺血;血妄行;除恶血;止下血;止血漏;利肠胃;去胃中宿食;疏通血脉;逐血痹;逐五脏间败血;祛风;寒热往来;推荡瘀结;发散郁滞;通血脉;通经络;肋下疼;恶风

r9＝

［甘草,甘序,{D－E1;D－A3},4541,9]

R9＝

脾;胃;肌;口;体内食物饮水呼吸气体和异物垃圾及败坏物系寄生物系;体外环境;诸阴之总——系上:

消毒;愤愤不平;痈疽,头疡,安充五脏,排脓拔毒;瘘疮枪伤;创伤;折跌,绝筋,伤中,主男子五劳七伤,补五脏内伤不足,饱力断绝,通九窍,补虚劳羸瘦,止腰痛,毒疮;膝痛不可屈伸,补中续绝,填骨髓,除脑中痛及腰脊痛,肢痿,久败疮,五痔鼠瘘,小儿百病;消渴;止渴;益气;金疮,消肿毒;强筋骨;瘰疬;痔疮;摧生;诸肿毒疥癣;疔疮丹毒;败毒消肿;解痘;神经麻木;淋巴肿毒;肠胃中毒;气陷;血妄行;下血;漏血;金创(金系受到强力冲击破坏)

脾;胃;肌;口;体内食物饮水呼吸气体和异物垃圾及败坏物系寄生物系;体外环境;诸阴之总——系上:

止口焦舌干;利小便;久服安精神定魂魄;养神保神;生津;虚劳客热;止渴;益津液,除虚热,夺实火;利水道;消渴;伤热火烂;补 A 系虚损

R99＝

油膜;三焦;脐;卵;脑髓;心胞;小腹——系上:

寒热往来;泄痢,麻风,秃癫;时毒;大风在身面;霍乱;吐下不止;除寒热邪气;风头目眩;主头面游风;久泄久痢;温疟;消怒气;消诸淋;大风癫疾;妇人子藏风邪气;除邪;腹痛泄痢;瘟疫;瘴气;时行寒热;身体偏异;疏通血脉;止血妄行;疏通经络;逐邪气;肋下痛

油膜;三焦;脐;卵;脑髓;心胞;小腹——系上:

大腹淋沥,水肿淋结;除痰湿;伤中;伤饱;心下满结;气结;消谷调中;消痰结,暖胃,除恶物;湿痹死肌,身烦疼;一身面目黄肿;逐皮间风水结肿,四肢湿痹;恶疮;恶物瘀结;诸恶疮疡;老物殃鬼;除客血内塞;序老血在五脏间,咳唾言语气臭,扫瘀浊;症瘕积聚;留饮宿食;荡涤肠胃;推陈致新;诸老血留结

r10＝

　　［人参,甘序,{D－B1;D－A3},4241,10]

R10＝

　　脾;胃;肌;口;体内食物饮水呼吸气体和异物垃圾及败坏物系寄生物系;体外环境;诸阴之总——系上:

　　逐停水;乳难;消水;利小便;寒热往来;推荡瘀结;发散郁滞;疏通血脉;疏通经络;腹中邪逆;时行寒热;大风邪气;除邪;疟疾;开通闭塞;瘟疫;痢疾;B系虚损;身体偏异;担忧

　　脾;胃;肌;口;体内食物饮水呼吸气体和异物垃圾及败坏物系寄生物系;体外环境;诸阴之总——系上:

　　止口焦舌干;利小便;久服安精神定魂魄;养神保神;生津;虚劳客热;止渴;益津液,除虚热,夺实火;利水道;消渴;伤热火烂;补A系虚损

R1010＝

　　油膜;三焦;脐;卵;脑髓;心胞;小腹——系上:

　　解毒;惊悸恐惧,痛疽;金疮;瘘疮;诸肿毒疥癣斑疹;疔疮丹毒;败毒消肿;杀三虫,胸胁逆气,咳逆;定肺气;金创(金系受到强力冲击破坏)

　　油膜;三焦;脐;卵;脑髓;心胞;小腹——系上:

　　大腹淋沥,水肿淋结;除痰湿;伤中;伤饱;心下满结;气结;消谷调中;消痰结,暖胃,除恶物;湿痹死肌,身烦疼;一身面目黄肿;逐皮间风水结肿,四肢湿痹;恶疮;恶物瘀结;诸恶疮疡;老物殃鬼;除客血内塞;序老血在五脏间,咳唾言语气臭,扫瘀浊;症瘕积聚;留饮宿食;荡涤肠胃;推陈致新;诸老血留结

r11＝

　　［广木香,淡微寒,{D－E1;A－E3},4515,11]

R11＝

　　脾;胃;肌;口;体内食物饮水呼吸气体和异物垃圾及败坏物系寄生物系;体外环境;诸阴之总——系上:

　　消毒;愤愤不平;痛疽,头疡,安充五脏,排脓拔毒;瘘疮枪伤;创伤;折跌,绝筋,伤中,主男子五劳七伤,补五脏内伤不足,饱力断绝,通九窍,补虚劳羸瘦,止腰痛,毒疮;膝痛不可屈伸,补中续绝,填骨髓,除脑中痛及腰脊痛,肢瘘,久败疮,五痔鼠瘘,小儿百病;消渴;止渴;益气;金疮,消肿毒;强筋骨;瘰疬;痔疮;摧生;诸肿毒疥

癣;疗疮丹毒;败毒消肿;解痞;神经麻木;淋巴肿毒;肠胃中毒;气陷;血妄行;下血;漏血;金创(金系受到强力冲击破坏)

油膜;三焦;脐;卵;脑髓;心胞;小腹——系上:

强筋骨,保肺气,补气;金创(金系受到强力冲击破坏);崩中漏血,金疮血内漏,补 E 系虚损

R1111=

油膜;三焦;脐;卵;脑髓;心胞;小腹——系上:

寒热往来;泄痢;麻风;秃癞;时毒;大风在身面;霍乱;吐下不止;除寒热邪气;风头目眩;主头面游风;久泄久痢;温疟;消怒气;消诸淋;大风癞疾;妇人子藏风邪气;除邪;腹痛泄痢;瘟疫;瘴气;时行寒热;身体偏异;疏通血脉;止血妄行;疏通经络;逐邪气;肋下痛

脾;胃;肌;口;体内食物饮水呼吸气体和异物垃圾及败坏物系寄生物系;体外环境;诸阴之总——系上:

吐血;瘀血;溺血;血妄行;除恶血;止下血;止血漏;利肠胃;去胃中宿食;疏通血脉;逐血痹;逐五脏间败血;祛风;寒热往来;推荡瘀结;发散郁滞;通血脉;通经络;肋下疼;恶风

r12=

[牛膝,辛序,{E-E1;B-A3},5521,12]

R12=

肺;大肠;筋骨;神经;淋巴;肠胃;九窍;关节;腰脊;头面;胸;鼻;皮毛——系上:

消毒;愤愤不平;痈疽,头疡,安充五脏,排脓拔毒;瘘疮枪伤;创伤;折跌,绝筋,伤中,主男子五劳七伤,补五脏内伤不足,饱力断绝,通九窍,补虚劳羸瘦,止腰痛,毒疮;膝痛不可屈伸,补中续绝,填骨髓,除脑中痛及腰脊痛,肢瘘,久败疮,五痔鼠瘘,小儿百病;消渴;止渴;益气;金疮,消肿毒;强筋骨;瘰疬;痔疮;摧生;诸肿毒疥癣;疗疮丹毒;败毒消肿;解痞;神经麻木;淋巴肿毒;肠胃中毒;气陷;血妄行;下血;漏血;金创(金系受到强力冲击破坏)

血脉;胆;肝;筋骨;神经;淋巴;经络;肠胃;目;头;肋——系上:

止口焦舌干;利小便;久服安精神定魂魄;养神保神;生津;虚劳客热;止渴;益津液,除虚热,夺实火;利水道;消渴;伤热火烂;补 A 系虚损

R1212=

血脉;胆;肝;筋骨;神经;淋巴;经络;肠胃;目;头;肋——系上:

　　寒热往来;泄痢;麻风;秃癞;时毒;大风在身面;霍乱;吐下不止;除寒热邪气;
风头目眩;主头面游风;久泄久痢;温疟;消怒气;消诸淋;大风癞疾;妇人子藏风邪
气;除邪;腹痛泄痢;瘟疫;瘴气;时行寒热;身体偏异;疏通血脉;止血妄行;疏通经
络;逐邪气;肋下痛

　　肺;大肠;筋骨;神经;淋巴;肠胃;九窍;关节;腰脊;头面;胸;鼻;皮毛——系上:

　　大腹淋沥,水肿淋结;除痰湿;伤中;伤饱;心下满结;气结;消谷调中;消痰结,
暖胃,除恶物;湿痹死肌,身烦疼;一身面目黄肿;逐皮间风水结肿,四肢湿痹;恶疮;
恶物瘀结;诸恶疮疡;老物殃鬼;除客血内塞;序老血在五脏间,咳唾言语气臭,扫瘀
浊;症瘕积聚;留饮宿食;荡涤肠胃;推陈致新;诸老血留结

r13=

　　[当归,辛序,{B-A1;B-A3},2121,13]

R13=

　　血脉;胆;肝;筋骨;神经;淋巴;经络;肠胃;目;头;肋——系上:

　　主补五脏;安精神;定魂魄;除鬼;使淡泊宁静;元欲过弱

　　血脉;胆;肝;筋骨;神经;淋巴;经络;肠胃;目;头;肋——系上:

　　止口焦舌干;利小便;久服安精神定魂魄;养神保神;生津;虚劳客热;止渴;益
津液,除虚热,夺实火;利水道;消渴;伤热火烂;补A系虚损

R1313=

　　肺;大肠;筋骨;神经;淋巴;肠胃;九窍;关节;腰脊;头面;胸;鼻;皮毛——系上:

　　除恶;消思虑烦急;止心下烦;纳欲过旺

　　肺;大肠;筋骨;神经;淋巴;肠胃;九窍;关节;腰脊;头面;胸;鼻;皮毛——系上:

　　大腹淋沥,水肿淋结;除痰湿;伤中;伤饱;心下满结;气结;消谷调中;消痰结,
暖胃,除恶物;湿痹死肌,身烦疼;一身面目黄肿;逐皮间风水结肿,四肢湿痹;恶疮;
恶物瘀结;诸恶疮疡;老物殃鬼;除客血内塞;序老血在五脏间,咳唾言语气臭,扫瘀
浊;症瘕积聚;留饮宿食;荡涤肠胃;推陈致新;诸老血留结

r14=

　　[芍药,酸序,{E-E1;E-A3},5551,14]

R14=

　　肺;大肠;筋骨;神经;淋巴;肠胃;九窍;关节;腰脊;头面;胸;鼻;皮毛——系上:

　　消毒;愤愤不平;痈疽,头疡,安充五脏,排脓拔毒;瘘疮枪伤;创伤;折跌,绝筋,

伤中,主男子五劳七伤,补五脏内伤不足,饱力断绝,通九窍,补虚劳羸瘦,止腰痛,毒疮;膝痛不可屈伸,补中续绝,填骨髓,除脑中痛及腰脊痛,肢痿,久败疮,五痔鼠瘘,小儿百病;消渴;止渴;益气;金疮,消肿毒;强筋骨;瘰疬;痔疮;摧生;诸肿毒疥癣;疔疮丹毒;败毒消肿;解痞;神经麻木;淋巴肿毒;肠胃中毒;气陷;血妄行;下血;漏血;金创(金系受到强力冲击破坏)

肺;大肠;筋骨;神经;淋巴;肠胃;九窍;关节;腰脊;头面;胸;鼻;皮毛——系上:

止口焦舌干;利小便;久服安精神定魂魄;养神保神;生津;虚劳客热;止渴;益津液,除虚热,夺实火;利水道;消渴;伤热火烂;补 A 系虚损

R1414＝

血脉;胆;肝;筋骨;神经;淋巴;经络;肠胃;目;头;肋——系上:

寒热往来;泄痢;麻风;秃癞;时毒;大风在身面;霍乱;吐下不止;除寒热邪气;风头目眩;主头面游风;久泄久痢;温疟;消怒气;消诸淋;大风癫疾;妇人子藏风邪气;除邪;腹痛泄痢;瘟疫;瘴气;时行寒热;身体偏异;疏通血脉;止血妄行;疏通经络;逐邪气;肋下痛

血脉;胆;肝;筋骨;神经;淋巴;经络;肠胃;目;头;肋——系上:

大腹淋沥,水肿淋结;除痰湿;伤中;伤饱;心下满结;气结;消谷调中;消痰结,暖胃,除恶物;湿痹死肌,身烦疼;一身面目黄肿;逐皮间风水结肿,四肢湿痹;恶疮;恶物瘀结;诸恶疮痂;老物鉠鬼;除客血内塞;序老血在五脏间,咳唾言语气臭,扫瘀浊;症瘕积聚;留饮宿食;荡涤肠胃;推陈致新;诸老血留结

r15＝

　　[草灰,淡温,{E－C1;A－C3},5313,15]

R15＝

肺;大肠;筋骨;神经;淋巴;肠胃;九窍;关节;腰脊;头面;胸;鼻;皮毛——系上:
体能释放节律缓慢;体能释放强度衰弱;自卑消沉

油膜;三焦;脐;卵;脑髓;心胞;小腹——系上:

血冷;虚寒;体能释放燃料不足;处于低能态细胞过多;补 C 系虚损

R1515＝

血脉;胆;肝;筋骨;神经;淋巴;经络;肠胃;目;头;肋——系上:

代谢机制和免疫机制变异;除妖蠱;消解基因变异;癌变;悲丧

脾;胃;肌;口;体内食物饮水呼吸气体和异物垃圾及败坏物系寄生物系;体外环境;诸阴之总——系上:

淋露;水胀;寒冷;基因变异;恶寒,冻疮;F系变异

r16=

　　[青蒿,苦序,{E－B1;F－A3},5261,16]

R16=

　　肺;大肠;筋骨;神经;淋巴;肠胃;九窍;关节;腰脊;头面;胸;鼻;皮毛——系上:

　　逐停水;乳难;消水;利小便;寒热往来;推荡瘀结;发散郁滞;疏通血脉;疏通经络;腹中邪逆;时行寒热;大风邪气;除邪;疟疾;开通闭塞;瘟疫;痢疾;B系虚损;身体偏异;担忧

　　肾;膀胱;基因;精;脑髓;水;耳;卵——系上:

　　止口焦舌干;利小便;久服安精神定魂魄;养神保神;生津;虚劳客热;止渴;益津液,除虚热,夺实火;利水道;消渴;伤热火烂;补A系虚损

R1616=

　　血脉;胆;肝;筋骨;神经;淋巴;经络;肠胃;目;头;肋——系上:

　　解毒;惊悸恐惧;痈疽;金疮;瘘疮;诸肿毒疥癣斑疹;疔疮丹毒;败毒消肿;杀三虫,胸胁逆气,咳逆;定肺气;金创(金系受到强力冲击破坏)

　　心;小肠;血脉;脑;细胞——系上:

　　大腹淋沥,水肿淋结;除痰湿;伤中;伤饱;心下满结;气结;消谷调中;消痰结,暖胃,除恶物;湿痹死肌,身烦疼;一身面目黄肿;逐皮间风水结肿,四肢湿痹;恶疮;恶物瘀结;诸恶疮疡;老物殃鬼;除客血内塞;序老血在五脏间,咳唾言语气臭,扫瘀浊;症瘕积聚;留饮宿食;荡涤肠胃;推陈致新;诸老血留结

r17=

　　[黄芩,淡寒,{D－E1;A－F3},4516,17]

R17=

　　脾;胃;肌;口;体内食物饮水呼吸气体和异物垃圾及败坏物系寄生物系;体外环境;诸阴之总——系上:

　　消毒;愤愤不平;痈疽,头疡,安充五脏,排脓拔毒;瘘疮枪伤;创伤;折跌,绝筋,伤中,主男子五劳七伤,补五脏内伤不足,饱力断绝,通九窍,补虚劳羸瘦,止腰痛,毒疮;膝痛不可屈伸,补中续绝,填骨髓,除脑中痛及腰脊痛,肢瘘,久败疮,五痔鼠瘘,小儿百病;消渴;止渴;益气;金疮,消肿毒;强筋骨;瘰疬;痔疮;摧生;诸肿毒疥癣;疔疮丹毒;败毒消肿;解痞;神经麻木;淋巴肿毒;肠胃中毒;气陷;血妄行;下血;

漏血;金创(金系受到强力冲击破坏)

　　油膜;三焦;脐;卵;脑髓;心胞;小腹——系上:

　　干渴;虚热;精弱;补F系虚损

R1717＝

　　油膜;三焦;脐;卵;脑髓;心胞;小腹——系上:

　　寒热往来;泄痢;麻风;秃癞;时毒;大风在身面;霍乱;吐下不止;除寒热邪气;风头目眩;主头面游风;久泄久痢;温疟;消怒气;消诸淋;大风癫疾;妇人子藏风邪气;除邪;腹痛泄痢;瘟疫;瘴气;时行寒热;身体偏异;疏通血脉;止血妄行;疏通经络;逐邪气;肋下痛

　　脾;胃;肌;口;体内食物饮水呼吸气体和异物垃圾及败坏物系寄生物系;体外环境;诸阴之总——系上:

　　除热;烫伤;烧伤;火疮;核辐射致伤;电磁辐射致伤;宇宙射线致伤;体能释放燃料过剩;处于高能态细胞过多;恶热

r18＝

　　[升麻,甘序,{B－E1;D－A3},2541,18]

R18＝

　　血脉;胆;肝;筋骨;神经;淋巴;经络;肠胃;目;头;肋——系上:

　　消毒;愤愤不平;痛疽,头疡,安充五脏,排脓拔毒;瘘疮枪伤;创伤;折跌,绝筋,伤中,主男子五劳七伤,补五脏内伤不足,饱力断绝,通九窍,补虚劳羸瘦,止腰痛,毒疮;膝痛不可屈伸,补中续绝,填骨髓,除脑中痛及腰脊痛,肢瘘,久败疮,五痔鼠瘘,小儿百病;消渴;止渴;益气;金疮,消肿毒;强筋骨;瘰疬;痔疮;摧生;诸肿毒疥癣;疔疮丹毒;败毒消肿;解痛;神经麻木;淋巴肿毒;肠胃中毒;气陷;血妄行;下血;漏血;金创(金系受到强力冲击破坏)

　　脾;胃;肌;口;体内食物饮水呼吸气体和异物垃圾及败坏物系寄生物系;体外环境;诸阴之总——系上:

　　止口焦舌干;利小便;久服安精神定魂魄;养神保神;生津;虚劳客热;止渴;益津液;除虚热,夺实火;利水道;消渴;伤热火烂;补A系虚损

R1818＝

　　肺;大肠;筋骨;神经;淋巴;肠胃;九窍;关节;腰脊;头面;胸;鼻;皮毛——系上:

　　寒热往来;泄痢;麻风;秃癞;时毒;大风在身面;霍乱;吐下不止;除寒热邪气;风头目眩;主头面游风;久泄久痢;温疟;消怒气;消诸淋;大风癫疾;妇人子藏风邪

气;除邪;腹痛泄痢;瘟疫;瘴气;时行寒热;身体偏异;疏通血脉;止血妄行;疏通经络;逐邪气;肋下痛

油膜;三焦;脐;卵;脑髓;心胞;小腹——系上：

大腹淋沥,水肿淋结;除痰湿;伤中;伤饱;心下满结;气结;消谷调中;消痰结,暖胃,除恶物;湿痹死肌,身烦疼;一身面目黄肿;逐皮间风水结肿,四肢湿痹;恶疮;恶物瘀结;诸恶疮痒;老物殃鬼;除客血内塞;序老血在五脏间,咳唾言语气臭,扫瘀浊;症瘕积聚;留饮宿食;荡涤肠胃;推陈致新;诸老血留结

r19＝

　　[麻黄,辛温,{E-D1;B-C3},5423,19]

R19＝

肺;大肠;筋骨;神经;淋巴;肠胃;九窍;关节;腰脊;头面;胸;鼻;皮毛——系上：

除恶纳善;呆;调中化食;安和五脏;交结形神;清除体内异物、垃圾、败坏物系、寄生物系;纳欲低下

血脉;胆;肝;筋骨;神经;淋巴;经络;肠胃;目;头;肋——系上：

血冷;虚寒;体能释放燃料不足;处于低能态细胞过多;补C系虚损

R1919＝

血脉;胆;肝;筋骨;神经;淋巴;经络;肠胃;目;头;肋——系上：

除鬼;解蠱;杀百精,A系痛;失去理智;元欲过强;杨梅

肺;大肠;筋骨;神经;淋巴;肠胃;九窍;关节;腰脊;头面;胸;鼻;皮毛——系上：

淋露;水胀;寒冷;基因变异;恶寒,冻疮;F系变异

r20＝

　　[金银花,甘微寒,{D-E1;D-E3},4545,20]

R20＝

脾;胃;肌;口;体内食物饮水呼吸气体和异物垃圾及败坏物系寄生物系;体外环境;诸阴之总——系上：

消毒;愤愤不平;痛疽,头疡,安充五脏,排脓拔毒;瘘疮枪伤;创伤;折跌,绝筋,伤中,主男子五劳七伤,补五脏内伤不足,饱力断绝,通九窍,补虚劳羸瘦,止腰痛,毒疮;膝痛不可屈伸,补中续绝,填骨髓,除脑中痛及腰脊痛,肢瘘,久败疮,五痔鼠瘘,小儿百病;消渴;止渴;益气;金疮,消肿毒;强筋骨;瘰疬;痔疮;摧生;诸肿毒疥癣;疔疮丹毒;败毒消肿;解痞;神经麻木;淋巴肿毒;肠胃中毒;气陷;血妄行;下血;

漏血;金创(金系受到强力冲击破坏)

脾;胃;肌;口;体内食物饮水呼吸气体和异物垃圾及败坏物系寄生物系;体外环境;诸阴之总——系上:

强筋骨,保肺气,补气;金创(金系受到强力冲击破坏);崩中漏血,金疮血内漏,补 E 系虚损

R2020＝

油膜;三焦;脐;卵;脑髓;心胞;小腹——系上:

寒热往来;泄痢;麻风;秃癞;时毒;大风在身面;霍乱;吐下不止;除寒热邪气;风头目眩;主头面游风;久泄久痢;温疟;消怒气;消诸淋;大风癫疾;妇人子藏风邪气;除邪;腹痛泄痢;瘟疫;瘴气;时行寒热;身体偏异;疏通血脉;止血妄行;疏通经络;逐邪气;肋下痛

油膜;三焦;脐;卵;脑髓;心胞;小腹——系上:

吐血;瘀血;溺血;血妄行;除恶血;止下血;止血漏;利肠胃;去胃中宿食;疏通血脉;逐血痹;逐五脏间败血;祛风;寒热往来;推荡瘀结;发散郁滞;通血脉;通经络;肋下疼;恶风

r21＝

　　［葛根,淡寒,{E－E1;A－F3},5516,21］

R21＝

肺;大肠;筋骨;神经;淋巴;肠胃;九窍;关节;腰脊;头面;胸;鼻;皮毛——系上:

消毒;愤愤不平;痈疽,头疡,安充五脏,排脓拔毒;瘰疮枪伤;创伤;折跌,绝筋,伤中,主男子五劳七伤,补五脏内伤不足,饱力断绝,通九窍,补虚劳羸瘦,止腰痛,毒疮;膝痛不可屈伸,补中续绝,填骨髓,除脑中痛及腰脊痛,肢痿,久败疮,五痔鼠瘘,小儿百病;消渴;止渴;益气;金疮,消肿毒;强筋骨;瘰疬;痔疮;摧生;诸肿毒疥癣;疔疮丹毒;败毒消肿;解疮;神经麻木;淋巴肿毒;肠胃中毒;气陷;血妄行;下血;漏血;金创(金系受到强力冲击破坏)

油膜;三焦;脐;卵;脑髓;心胞;小腹——系上:

干渴;虚热;精弱;补 F 系虚损

R2121＝

血脉;胆;肝;筋骨;神经;淋巴;经络;肠胃;目;头;肋——系上:

寒热往来;泄痢;麻风;秃癞;时毒;大风在身面;霍乱;吐下不止;除寒热邪气;风头目眩;主头面游风;久泄久痢;温疟;消怒气;消诸淋;大风癫疾;妇人子藏风邪

气;除邪;腹痛泄痢;瘟疫;瘴气;时行寒热;身体偏异;疏通血脉;止血妄行;疏通经络;逐邪气;肋下痛

脾;胃;肌;口;体内食物饮水呼吸气体和异物垃圾及败坏物系寄生物系;体外环境;诸阴之总——系上:

除热;炀伤;烧伤;火疮;核辐射致伤;电磁辐射致伤;宇宙射线致伤;体能释放燃料过剩;处于高能态细胞过多;恶热

r22＝
   [茈胡,辛序,｛E－A1;B－A3｝,5121,22]
R22＝
   肺;大肠;筋骨;神经;淋巴;肠胃;九窍;关节;腰脊;头面;胸;鼻;皮毛——系上:
   主补五脏;安精神;定魂魄;除鬼;使淡泊宁静;元欲过弱
   血脉;胆;肝;筋骨;神经;淋巴;经络;肠胃;目;头;肋——系上:
   止口焦舌干;利小便;久服安精神定魂魄;养神保神;生津;虚劳客热;止渴;益津液,除虚热,夺实火;利水道;消渴;伤热火烂;补A系虚损
R2222＝
   血脉;胆;肝;筋骨;神经;淋巴;经络;肠胃;目;头;肋——系上:
   除恶;消思虑烦急;止心下烦;纳欲过旺
   肺;大肠;筋骨;神经;淋巴;肠胃;九窍;关节;腰脊;头面;胸;鼻;皮毛——系上:
   大腹淋沥,水肿淋结;除痰湿;伤中;伤饱;心下满结;气结;消谷调中;消痰结,暖胃,除恶物;湿痹死肌,身烦疼;一身面目黄肿;逐皮间风水结肿,四肢湿痹;恶疮;恶物瘀结;诸恶疮疡;老物殃鬼;除客血内塞;序老血在五脏间,咳唾言语气臭,扫瘀浊;症瘕积聚;留饮宿食;荡涤肠胃;推陈致新;诸老血留结

r23＝
   [薏苡仁,辛序,｛B－E1;B－A3｝,2521,23]
R23＝
   血脉;胆;肝;筋骨;神经;淋巴;经络;肠胃;目;头;肋——系上:
   消毒;愤愤不平;痈疽,头疡,安充五脏,排脓拔毒;瘘疮枪伤;创伤;折跌,绝筋,伤中,主男子五劳七伤,补五脏内伤不足,饱力断绝,通九窍,补虚劳羸瘦,止腰痛,毒疮;膝痛不可屈伸,补中续绝,填骨髓,除脑中痛及腰脊痛,肢瘘,久败疮,五痔鼠瘘,小儿百病;消渴;止渴;益气;金疮,消肿毒;强筋骨;瘰疬;痔疮;摧生;诸肿毒疥

癣;疔疮丹毒;败毒消肿;解痘;神经麻木;淋巴肿毒;肠胃中毒;气陷;血妄行;下血;漏血;金创(金系受到强力冲击破坏)

血脉;胆;肝;筋骨;神经;淋巴;经络;肠胃;目;头;肋——系上:

止口焦舌干;利小便;久服安精神定魂魄;养神保神;生津;虚劳客热;止渴;益津液,除虚热,夺实火;利水道;消渴;伤热火烂;补 A 系虚损

R2323=

肺;大肠;筋骨;神经;淋巴;肠胃;九窍;关节;腰脊;头面;胸;鼻;皮毛——系上:

寒热往来;泄痢;麻风;秃癞;时毒;大风在身面;霍乱;吐下不止;除寒热邪气;风头目眩;主头面游风;久泄久痢;温疟;消怒气;消诸淋;大风癫疾;妇人子藏风邪气;除邪;腹痛泄痢;瘟疫;瘴气;时行寒热;身体偏异;疏通血脉;止血妄行;疏通经络;逐邪气;肋下痛

肺;大肠;筋骨;神经;淋巴;肠胃;九窍;关节;腰脊;头面;胸;鼻;皮毛——系上:

大腹淋沥,水肿淋结;除痰湿;伤中;伤饱;心下满结;气结;消谷调中;消痰结,暖胃,除恶物;湿痹死肌,身烦疼;一身面目黄肿;逐皮间风水结肿,四肢湿痹;恶疮;恶物瘀结;诸恶疮疡;老物殃鬼;除客血内塞;序老血在五脏间,咳唾言语气臭,扫瘀浊;症瘕积聚;留饮宿食;荡涤肠胃;推陈致新;诸老血留结

r24=

[车前子,辛序,{E-E1;B-A3},5521,24]

R24=

肺;大肠;筋骨;神经;淋巴;肠胃;九窍;关节;腰脊;头面;胸;鼻;皮毛——系上:

消毒;愤愤不平;痈疽,头疡,安充五脏,排脓拔毒;瘘疮枪伤;创伤;折跌,绝筋,伤中,主男子五劳七伤,补五脏内伤不足,饱力断绝,通九窍,补虚劳羸瘦,止腰痛,毒疮;膝痛不可屈伸,补中续绝,填骨髓,除脑中痛及腰脊痛,肢痿,久败疮,五痔鼠瘘,小儿百病;消渴;止渴;益气;金疮,消肿毒;强筋骨;瘰疬;痔疮;摧生;诸肿毒疥癣;疔疮丹毒;败毒消肿;解痘;神经麻木;淋巴肿毒;肠胃中毒;气陷;血妄行;下血;漏血;金创(金系受到强力冲击破坏)

血脉;胆;肝;筋骨;神经;淋巴;经络;肠胃;目;头;肋——系上:

止口焦舌干;利小便;久服安精神定魂魄;养神保神;生津;虚劳客热;止渴;益津液,除虚热,夺实火;利水道;消渴;伤热火烂;补 A 系虚损

R2424=

血脉;胆;肝;筋骨;神经;淋巴;经络;肠胃;目;头;肋——系上:

寒热往来;泄痢;麻风;秃癞;时毒;大风在身面;霍乱;吐下不止;除寒热邪气;风头目眩;主头面游风;久泄久痢;温疟;消怒气;消诸淋;大风癞疾;妇人子藏风邪气;除邪;腹痛泄痢;瘟疫;瘴气;时行寒热;身体偏异;疏通血脉;止血妄行;疏通经络;逐邪气;肋下痛

肺;大肠;筋骨;神经;淋巴;肠胃;九窍;关节;腰脊;头面;胸;鼻;皮毛——系上:

大腹淋沥,水肿淋结;除痰湿;伤中;伤饱;心下满结;气结;消谷调中;消痰结,暖胃,除恶物;湿痹死肌,身烦疼;一身面目黄肿;逐皮间风水结肿,四肢湿痹;恶疮;恶物瘀结;诸恶疮疡;老物殃鬼;除客血内塞;序老血在五脏间,咳唾言语气臭,扫瘀浊;症瘕积聚;留饮宿食;荡涤肠胃;推陈致新;诸老血留结

r25＝

　　[黄芪,辛序,{D－E1;B－A3},4521,25]

R25＝

脾;胃;肌;口;体内食物饮水呼吸气体和异物垃圾及败坏物系寄生物系;体外环境;诸阴之总——系上:

消毒;愤愤不平;痈疽,头疡,安充五脏,排脓拔毒;瘘疮枪伤;创伤;折跌,绝筋,伤中,主男子五劳七伤,补五脏内伤不足,饱力断绝,通九窍,补虚劳羸瘦,止腰痛,毒疮;膝痛不可屈伸,补中续绝,填骨髓,除脑中痛及腰脊痛,肢痿,久败疮,五痔鼠瘘,小儿百病;消渴;止渴;益气;金疮,消肿毒;强筋骨;瘰疬;痔疮;摧生;诸肿毒疥癣;疔疮丹毒;败毒消肿;解痘;神经麻木;淋巴肿毒;肠胃中毒;气陷;血妄行;下血;漏血;金创(金系受到强力冲击破坏)

血脉;胆;肝;筋骨;神经;淋巴;经络;肠胃;目;头;肋——系上:

止口焦舌干;利小便;久服安精神定魂魄;养神保神;生津;虚劳客热;止渴;益津液,除虚热,夺实火,利水道;消渴;伤热火烂;补A系虚损

R2525＝

油膜;三焦;脐;卵;脑髓;心胞;小腹——系上:

寒热往来;泄痢;麻风;秃癞;时毒;大风在身面;霍乱;吐下不止;除寒热邪气;风头目眩;主头面游风;久泄久痢;温疟;消怒气;消诸淋;大风癞疾;妇人子藏风邪气;除邪;腹痛泄痢;瘟疫;瘴气;时行寒热;身体偏异;疏通血脉;止血妄行;疏通经络;逐邪气;肋下痛

肺;大肠;筋骨;神经;淋巴;肠胃;九窍;关节;腰脊;头面;胸;鼻;皮毛——系上:

大腹淋沥,水肿淋结;除痰湿;伤中;伤饱;心下满结;气结;消谷调中;消痰结,

暖胃,除恶物;湿痹死肌,身烦疼;一身面目黄肿;逐皮间风水结肿,四肢湿痹;恶疮;恶物瘀结;诸恶疮疡;老物殃鬼;除客血内塞;序老血在五脏间,咳唾言语气臭,扫瘀浊;症瘕积聚;留饮宿食;荡涤肠胃;推陈致新;诸老血留结

r26＝

[玄参,辛序,{A－B1;B－A3},1221,26]

R26＝

油膜;三焦;脐;卵;脑髓;心胞;小腹——系上:

逐停水;乳难;消水;利小便;寒热往来;推荡瘀结;发散郁滞;疏通血脉;疏通经络;腹中邪逆;时行寒热;大风邪气;除邪;疟疾;开通闭塞;瘟疫;痢疾;B系虚损;身体偏异;担忧

血脉;胆;肝;筋骨;神经;淋巴;经络;肠胃;目;头;肋——系上:

止口焦舌干;利小便;久服安精神定魂魄;养神保神;生津;虚劳客热;止渴;益津液,除虚热,夺实火;利水道;消渴;伤热火烂;补A系虚损

R2626＝

脾;胃;肌;口;体内食物饮水呼吸气体和异物垃圾及败坏物系寄生物系;体外环境;诸阴之总——系上:

解毒;惊悸恐惧,痛疽;金疮;瘘疮;诸肿毒疥癣斑疹;疔疮丹毒;败毒消肿;杀三虫,胸胁逆气,咳逆;定肺气;金创(金系受到强力冲击破坏)

肺;大肠;筋骨;神经;淋巴;肠胃;九窍;关节;腰脊;头面;胸;鼻;皮毛——系上:

大腹淋沥,水肿淋结;除痰湿;伤中;伤饱;心下满结;气结;消谷调中;消痰结,暖胃,除恶物;湿痹死肌,身烦

疼;一身面目黄肿;逐皮间风水结肿,四肢湿痹;恶疮;恶物瘀结;诸恶疮疡;老物殃鬼;除客血内塞;序老血在五脏间,咳唾言语气臭,扫瘀浊;症瘕积聚;留饮宿食;荡涤肠胃;推陈致新;诸老血留结

r27＝

[山茱,辛序,{A－E1;B－A3},1521,27]

R27＝

油膜;三焦;脐;卵;脑髓;心胞;小腹——系上:

消毒;愤愤不平;痛疽,头疡,安充五脏,排脓拔毒;瘘疮枪伤;创伤;折跌,绝筋,伤中,主男子五劳七伤,补五脏内伤不足,饱力断绝,通九窍,补虚劳羸瘦,止腰痛,

毒疮;膝痛不可屈伸,补中续绝,填骨髓,除脑中痛及腰脊痛,肢瘘,久败疮,五痔鼠瘘,小儿百病;消渴;止渴;益气;金疮,消肿毒;强筋骨;瘰疬;痔疮;摧生;诸肿毒疥癣;疔疮丹毒;败毒消肿;解痞;神经麻木;淋巴肿毒;肠胃中毒;气陷;血妄行;下血;漏血;金创(金系受到强力冲击破坏)

血脉;胆;肝;筋骨;神经;淋巴;经络;肠胃;目;头;肋——系上:

止口焦舌干;利小便;久服安精神定魂魄;养神保神;生津;虚劳客热;止渴;益津液,除虚热,夺实火;利水道;消渴;伤热火烂;补 A 系虚损

R2727=

脾;胃;肌;口;体内食物饮水呼吸气体和异物垃圾及败坏物系寄生物系;体外环境;诸阴之总——系上:

寒热往来;泄痢;麻风;秃癞;时毒;大风在身面;霍乱;吐下不止;除寒热邪气;风头目眩;主头面游风;久泄久痢;温疟;消怒气;消诸淋;大风癫疾;妇人子藏风邪气;除邪;腹痛泄痢;瘟疫;瘴气;时行寒热;身体偏异;疏通血脉;止血妄行;疏通经络;逐邪气;肋下痛

肺;大肠;筋骨;神经;淋巴;肠胃;九窍;关节;腰脊;头面;胸;鼻;皮毛——系上:

大腹淋沥,水肿淋结;除痰湿;伤中;伤饱;心下满结;气结;消谷调中;消痰结,暖胃,除恶物;湿痹死肌,身烦疼;一身面目黄肿;逐皮间风水结肿,四肢湿痹;恶疮;恶物瘀结;诸恶疮疡;老物殃鬼;除客血内塞;序老血在五脏间,咳唾言语气臭,扫瘀浊;症瘕积聚;留饮宿食;荡涤肠胃;推陈致新;诸老血留结

r28=

[栝蒌根,酸序,{A－B1;E－A3},1251,28]

R28=

油膜;三焦;脐;卵;脑髓;心胞;小腹——系上:

逐停水;乳难;消水;利小便;寒热往来;推荡瘀结;发散郁滞;疏通血脉;疏通经络;腹中邪逆;时行寒热;大风邪气;除邪;疟疾;开通闭塞;瘟疫;痢疾;B 系虚损;身体偏异;担忧

肺;大肠;筋骨;神经;淋巴;肠胃;九窍;关节;腰脊;头面;胸;鼻;皮毛——系上:

止口焦舌干;利小便;久服安精神定魂魄;养神保神;生津;虚劳客热;止渴;益津液,除虚热,夺实火;利水道;消渴;伤热火烂;补 A 系虚损

R2828=

脾;胃;肌;口;体内食物饮水呼吸气体和异物垃圾及败坏物系寄生物系;体外

环境;诸阴之总——系上:

解毒;惊悸恐惧,痈疽;金疮;瘘疮;诸肿毒疥癣斑疹;疔疮丹毒;败毒消肿;杀三虫,胸胁逆气,咳逆;定肺气;金创(金系受到强力冲击破坏)

血脉;胆;肝;筋骨;神经;淋巴;经络;肠胃;目;头;肋——系上:

大腹淋沥,水肿淋结;除痰湿;伤中;伤饱;心下满结;气结;消谷调中;消痰结,暖胃,除恶物;湿痹死肌,身烦疼;一身面目黄肿;逐皮间风水结肿,四肢湿痹;恶疮;恶物瘀结;诸恶疮痍;老物殃鬼;除客血内塞;序老血在五脏间,咳唾言语气臭,扫瘀浊;症瘕积聚;留饮宿食;荡涤肠胃;推陈致新;诸老血留结

r29＝

[大黄,酸序,{E－D1;E－A3},5451,29]

R29＝

肺;大肠;筋骨;神经;淋巴;肠胃;九窍;关节;腰脊;头面;胸;鼻;皮毛——系上:

除恶纳善;呆;调中化食;安和五脏;交结形神;清除体内异物、垃圾、败坏物系、寄生物系;纳欲低下

肺;大肠;筋骨;神经;淋巴;肠胃;九窍;关节;腰脊;头面;胸;鼻;皮毛——系上:

止口焦舌干;利小便;久服安精神定魂魄;养神保神;生津;虚劳客热;止渴;益津液,除虚热,夺实火;利水道;消渴;伤热火烂;补 A 系虚损

R2929＝

血脉;胆;肝;筋骨;神经;淋巴;经络;肠胃;目;头;肋——系上:

除鬼;解蛊;杀百精,A 系痛;失去理智;元欲过强;杨梅

血脉;胆;肝;筋骨;神经;淋巴;经络;肠胃;目;头;肋——系上:

大腹淋沥,水肿淋结;除痰湿;伤中;伤饱;心下满结;气结;消谷调中;消痰结,暖胃,除恶物;湿痹死肌,身烦疼;一身面目黄肿;逐皮间风水结肿,四肢湿痹;恶疮;恶物瘀结;诸恶疮痍;老物殃鬼;除客血内塞;序老血在五脏间,咳唾言语气臭,扫瘀浊;症瘕积聚;留饮宿食;荡涤肠胃;推陈致新;诸老血留结

r30＝

[石膏,甘序,{D－B1;D－A3},4241,30]

R30＝

脾;胃;肌;口;体内食物饮水呼吸气体和异物垃圾及败坏物系寄生物系;体外环境;诸阴之总——系上:

逐停水;乳难;消水;利小便;寒热往来;推荡瘀结;发散郁滞;疏通血脉;疏通经络;腹中邪逆;时行寒热;大风邪气;除邪;疟疾;开通闭塞;瘟疫;痢疾;B系虚损;身体偏异;担忧

脾;胃;肌;口;体内食物饮水呼吸气体和异物垃圾及败坏物系寄生物系;体外环境;诸阴之总——系上:

止口焦舌干;利小便;久服安精神定魂魄;养神保神;生津;虚劳客热;止渴;益津液;除虚热,夺实火;利水道;消渴;伤热火烂;补A系虚损

R3030=

油膜;三焦;脐;卵;脑髓;心胞;小腹——系上:

解毒;惊悸恐惧,痈疽;金疮;瘘疮;诸肿毒疥癣斑疹;疔疮丹毒;败毒消肿;杀三虫,胸胁逆气,咳逆;定肺气;金创(金系受到强力冲击破坏)

油膜;三焦;脐;卵;脑髓;心胞;小腹——系上:

大腹淋沥,水肿淋结;除痰湿;伤中;伤饱;心下满结;气结;消谷调中;消痰结,暖胃,除恶物;湿痹死肌,身烦疼;一身面目黄肿;逐皮间风水结肿,四肢湿痹;恶疮;恶物瘀结;诸恶疮疡;老物殃鬼;除客血内塞;序老血在五脏间,咳唾言语气臭,扫瘀浊;症瘕积聚;留饮宿食;荡涤肠胃;推陈致新;诸老血留结

r31=

[矾石,淡寒,{E-D1;A-F3},5416,31]

R31=

肺;大肠;筋骨;神经;淋巴;肠胃;九窍;关节;腰脊;头面;胸;鼻;皮毛——系上:

除恶纳善;呆;调中化食;安和五脏;交结形神;清除体内异物、垃圾、败坏物系、寄生物系;纳欲低下

油膜;三焦;脐;卵;脑髓;心胞;小腹——系上:

干渴;虚热;精弱;补F系虚损

R3131=

血脉;胆;肝;筋骨;神经;淋巴;经络;肠胃;目;头;肋——系上:

除鬼;解蛊;杀百精,A系痛;失去理智;元欲过强;杨梅

脾;胃;肌;口;体内食物饮水呼吸气体和异物垃圾及败坏物系寄生物系;体外环境;诸阴之总——系上:

除热;炀伤;烧伤;火疮;核辐射致伤;电磁辐射致伤;宇宙射线致伤;体能释放燃料过剩;处于高能态细胞过多;恶热

r32＝

　　［雄黄,甘微温,｛D－D1;D－B3｝,4442,32］

R32＝

　　脾;胃;肌;口;体内食物饮水呼吸气体和异物垃圾及败坏物系寄生物系;体外环境;诸阴之总——系上:

　　除恶纳善;呆;调中化食;安和五脏;交结形神;清除体内异物、垃圾、败坏物系、寄生物系;纳欲低下

　　脾;胃;肌;口;体内食物饮水呼吸气体和异物垃圾及败坏物系寄生物系;体外环境;诸阴之总——系上:

　　血虚;肝虚;胆虚;耳虚;肠胃不利;补 B 系虚损

R3232＝

　　油膜;三焦;脐;卵;脑髓;心胞;小腹——系上:

　　除鬼;解蛊;杀百精,A 系痛;失去理智;元欲过强;杨梅

　　油膜;三焦;脐;卵;脑髓;心胞;小腹——系上:

　　燥;气肿气疼;大气下陷;拘挛;坚疼

r33＝

　　［杜仲,辛序,｛E－E1;B－A3｝,5521,33］

R33＝

　　肺;大肠;筋骨;神经;淋巴;肠胃;九窍;关节;腰脊;头面;胸;鼻;皮毛——系上:

　　消毒;愤愤不平;痈疽,头疡,安充五脏,排脓拔毒;瘘疮枪伤;创伤;折跌,绝筋,伤中,主男子五劳七伤,补五脏内伤不足,饱力断绝,通九窍,补虚劳赢瘦,止腰痛,毒疮;膝痛不可屈伸,补中续绝,填骨髓,除脑中痛及腰脊痛,肢瘘,久败疮,五痔鼠瘘,小儿百病;消渴;止渴;益气;金疮,消肿毒;强筋骨;瘰疬;痔疮;摧生;诸肿毒疥癣;疔疮丹毒;败毒消肿;解痦;神经麻木;淋巴肿毒;肠胃中毒;气陷;血妄行;下血;漏血;金创(金系受到强力冲击破坏)

　　血脉;胆;肝;筋骨;神经;淋巴;经络;肠胃;目;头;肋——系上:

　　止口焦舌干;利小便;久服安精神定魂魄;养神保神;生津;虚劳客热;止渴;益津液,除虚热,夺实火;利水道;消渴;伤热火烂;补 A 系虚损

R3333＝

　　血脉;胆;肝;筋骨;神经;淋巴;经络;肠胃;目;头;肋——系上:

寒热往来;泄痢;麻风;秃癞;时毒;大风在身面;霍乱;吐下不止;除寒热邪气;风头目眩;主头面游风;久泄久痢;温疟;消怒气;消诸淋;大风癞疾;妇人子藏风邪气;除邪;腹痛泄痢;瘟疫;瘴气;时行寒热;身体偏异;疏通血脉;止血妄行;疏通经络;逐邪气;肋下痛

肺;大肠;筋骨;神经;淋巴;肠胃;九窍;关节;腰脊;头面;胸;鼻;皮毛——系上:

大腹淋沥,水肿淋结;除痰湿;伤中;伤饱;心下满结;气结;消谷调中;消痰结,暖胃,除恶物;湿痹死肌,身烦疼;一身面目黄肿;逐皮间风水结肿,四肢湿痹;恶疮;恶物瘀结;诸恶疮疡;老物殃鬼;除客血内塞;序老血在五脏间,咳唾言语气臭,扫瘀浊;症瘕积聚;留饮宿食;荡涤肠胃;推陈致新;诸老血留结

r34＝

［三七,酸序,{A－E1;E－A3},1551,34］

R34＝

油膜;三焦;脐;卵;脑髓;心胞;小腹——系上:

消毒;愤愤不平;痈疽,头疡,安充五脏;排脓拔毒;瘘疮枪伤;创伤;折跌,绝筋,伤中,主男子五劳七伤,补五脏内伤不足,饱力断绝,通九窍,补虚劳羸瘦,止腰痛,毒疮;膝痛不可屈伸,补中续绝,填骨髓,除脑中痛及腰脊痛,肢瘘,久败疮,五痔鼠瘘,小儿百病;消渴;止渴;益气;金疮,消肿毒;强筋骨;瘰疬;痔疮;摧生;诸肿毒疥癣;疔疮丹毒;败毒消肿;解痞;神经麻木;淋巴肿毒;肠胃中毒;气陷;血妄行;下血;漏血;金创(金系受到强力冲击破坏)

肺;大肠;筋骨;神经;淋巴;肠胃;九窍;关节;腰脊;头面;胸;鼻;皮毛——系上:

止口焦舌干;利小便;久服安精神定魂魄;养神保神;生津;虚劳客热;止渴;益津液,除虚热,夺实火;利水道;消渴;伤热火烂;补 A 系虚损

R3434＝

脾;胃;肌;口;体内食物饮水呼吸气体和异物垃圾及败坏物系寄生物系;体外环境;诸阴之总——系上:

寒热往来;泄痢;麻风;秃癞;时毒;大风在身面;霍乱;吐下不止;除寒热邪气;风头目眩;主头面游风;久泄久痢;温疟;消怒气;消诸淋;大风癞疾;妇人子藏风邪气;除邪;腹痛泄痢;瘟疫;瘴气;时行寒热;身体偏异;疏通血脉;止血妄行;疏通经络;逐邪气;肋下痛

血脉;胆;肝;筋骨;神经;淋巴;经络;肠胃;目;头;肋——系上:

大腹淋沥,水肿淋结;除痰湿;伤中;伤饱;心下满结;气结;消谷调中;消痰结,

暖胃,除恶物;湿痹死肌,身烦疼;一身面目黄肿;逐皮间风水结肿,四肢湿痹;恶疮;恶物瘀结;诸恶疮疡;老物殃鬼;除客血内塞;序老血在五脏间,咳唾言语气臭,扫瘀浊;症瘕积聚;留饮宿食;荡涤肠胃;推陈致新;诸老血留结

r35＝

[附子,辛温,{D－E1;B－C3},4523,35]

R35＝

脾;胃;肌;口;体内食物饮水呼吸气体和异物垃圾及败坏物系寄生物系;体外环境;诸阴之总——系上:

消毒;愤愤不平;痈疽,头疡,安充五脏,排脓拔毒;瘘疮枪伤;创伤;折跌,绝筋,伤中,主男子五劳七伤,补五脏内伤不足,饱力断绝,通九窍,补虚劳羸瘦,止腰痛,毒疮;膝痛不可屈伸,补中续绝,填骨髓,除脑中痛及腰脊痛,肢痿,久败疮,五痔鼠瘘,小儿百病;消渴;止渴;益气;金疮,消肿毒;强筋骨;瘰疬;痔疮;摧生;诸肿毒疥癣;疔疮丹毒;败毒消肿;解痞;神经麻木;淋巴肿毒;肠胃中毒;气陷;血妄行;下血;漏血;金创(金系受到强力冲击破坏)

血脉;胆;肝;筋骨;神经;淋巴;经络;肠胃;目;头;肋——系上:

血冷;虚寒;体能释放燃料不足;处于低能态细胞过多;补 C 系虚损

R3535＝

油膜;三焦;脐;卵;脑髓;心胞;小腹——系上:

寒热往来;泄痢,麻风,秃癞;时毒;大风在身面;霍乱;吐下不止;除寒热邪气;风头目眩;主头面游风;久泄久痢;温疟;消怒气;消诸淋;大风癞疾;妇人子藏风邪气;除邪;腹痛泄痢;瘟疫;瘴气;时行寒热;身体偏异;疏通血脉;止血妄行;疏通经络;逐邪气;肋下痛

肺;大肠;筋骨;神经;淋巴;肠胃;九窍;关节;腰脊;头面;胸;鼻;皮毛——系上:

淋露;水胀;寒冷;基因变异;恶寒,冻疮;F 系变异

r36＝

[桂枝,辛温,{E－A1;B－A3},5121,36]

R36＝

肺;大肠;筋骨;神经;淋巴;肠胃;九窍;关节;腰脊;头面;胸;鼻;皮毛——系上:

主补五脏;安精神;定魂魄;除鬼;使淡泊宁静;元欲过弱

血脉;胆;肝;筋骨;神经;淋巴;经络;肠胃;目;头;肋——系上:

止口焦舌干；利小便；久服安精神定魂魄；养神保神；生津；虚劳客热；止渴；益津液，除虚热，夺实火；利水道；消渴；伤热火烂；补 A 系虚损

R3636＝

血脉；胆；肝；筋骨；神经；淋巴；经络；肠胃；目；头；肋——系上：

除恶；消思虑烦急；止心下烦；纳欲过旺

肺；大肠；筋骨；神经；淋巴；肠胃；九窍；关节；腰脊；头面；胸；鼻；皮毛——系上：

大腹淋沥，水肿淋结；除痰湿；伤中；伤饱；心下满结；气结；消谷调中；消痰结，暖胃，除恶物；湿痹死肌，身烦疼；一身面目黄肿；逐皮间风水结肿，四肢湿痹；恶疮；恶物瘀结；诸恶疮疡；老物殃鬼；除客血内塞；序老血在五脏间，咳唾言语气臭，扫瘀浊；症瘕积聚；留饮宿食；荡涤肠胃；推陈致新；诸老血留结

r37＝

　　［半夏，辛序，｛A－B1；B－A3｝，1221，37］

R37＝

油膜；三焦；脐；卵；脑髓；心胞；小腹——系上：

逐停水；乳难；消水；利小便；寒热往来；推荡瘀结；发散郁滞；疏通血脉；疏通经络；腹中邪逆；时行寒热；大风邪气；除邪；疟疾；开通闭塞；瘟疫；痢疾；B 系虚损；身体偏异；担忧

血脉；胆；肝；筋骨；神经；淋巴；经络；肠胃；目；头；肋——系上：

止口焦舌干；利小便；久服安精神定魂魄；养神保神；生津；虚劳客热；止渴；益津液，除虚热，夺实火；利水道；消渴；伤热火烂；补 A 系虚损

R3737＝

脾；胃；肌；口；体内食物饮水呼吸气体和异物垃圾及败坏物系寄生物系；体外环境；诸阴之总——系上：

解毒；惊悸恐惧，痈疽；金疮；瘰疬；诸肿毒疥癣斑疹；疔疮丹毒；败毒消肿；杀三虫，胸胁逆气，咳逆；定肺气；金创（金系受到强力冲击破坏）

肺；大肠；筋骨；神经；淋巴；肠胃；九窍；关节；腰脊；头面；胸；鼻；皮毛——系上：

大腹淋沥，水肿淋结；除痰湿；伤中；伤饱；心下满结；气结；消谷调中；消痰结，暖胃，除恶物；湿痹死肌，身烦疼；一身面目黄肿；逐皮间风水结肿，四肢湿痹；恶疮；恶物瘀结；诸恶疮疡；老物殃鬼；除客血内塞；序老血在五脏间，咳唾言语气臭，扫瘀浊；症瘕积聚；留饮宿食；荡涤肠胃；推陈致新；诸老血留结

r38＝

　　［乳香,酸微温,{E－B1;E－B3},5252,38］

R38＝

　　肺;大肠;筋骨;神经;淋巴;肠胃;九窍;关节;腰脊;头面;胸;鼻;皮毛——系上:

　　逐停水;乳难;消水;利小便;寒热往来;推荡瘀结;发散郁滞;疏通血脉;疏通经络;腹中邪逆;时行寒热;大风邪气;除邪;疟疾;开通闭塞;瘟疫;痢疾;B 系虚损;身体偏异;担忧

　　肺;大肠;筋骨;神经;淋巴;肠胃;九窍;关节;腰脊;头面;胸;鼻;皮毛——系上:

　　血虚;肝虚;胆虚;耳虚;肠胃不利;补 B 系虚损

R3838＝

　　血脉;胆;肝;筋骨;神经;淋巴;经络;肠胃;目;头;肋——系上:

　　解毒;惊悸恐惧,痈疽;金疮;瘘疮;诸肿毒疥癣斑疹;疔疮丹毒;败毒消肿;杀三虫,胸胁逆气,咳逆;定肺气;金创(金系受到强力冲击破坏)

　　血脉;胆;肝;筋骨;神经;淋巴;经络;肠胃;目;头;肋——系上:

　　燥;气肿气疼;大气下陷;拘挛;坚疼

r39＝

　　［没药,辛微寒,{B－E1;B－E3},2525,39］

R39＝

　　血脉;胆;肝;筋骨;神经;淋巴;经络;肠胃;目;头;肋——系上:

　　消毒;愤愤不平;痈疽,头疡,安充五脏;排脓拔毒;瘘疮枪伤;创伤;折跌,绝筋,伤中,主男子五劳七伤,补五脏内伤不足,饱力断绝,通九窍,补虚劳羸瘦,止腰痛,毒疮;膝痛不可屈伸,补中续绝,填骨髓,除脑中痛及腰脊痛,肢瘘,久败疮,五痔鼠瘘,小儿百病;消渴;止渴;益气;金疮,消肿毒;强筋骨;瘰疬;痔疮;摧生;诸肿毒疥癣;疔疮丹毒;败毒消肿;解痞;神经麻木;淋巴肿毒;肠胃中毒;气陷;血妄行;下血;漏血;金创(金系受到强力冲击破坏)

　　血脉;胆;肝;筋骨;神经;淋巴;经络;肠胃;目;头;肋——系上:

　　强筋骨,保肺气,补气;金创(金系受到强力冲击破坏);崩中漏血,金疮血内漏,补 E 系虚损

R3939＝

　　肺;大肠;筋骨;神经;淋巴;肠胃;九窍;关节;腰脊;头面;胸;鼻;皮毛——系上:

寒热往来;泄痢;麻风;秃癞;时毒;大风在身面;霍乱;吐下不止;除寒热邪气;风头目眩;主头面游风;久泄久痢;温疟;消怒气;消诸淋;大风癫疾;妇人子藏风邪气;除邪;腹痛泄痢;瘟疫;瘴气;时行寒热;身体偏异;疏通血脉;止血妄行;疏通经络;逐邪气;肋下痛

肺;大肠;筋骨;神经;淋巴;肠胃;九窍;关节;腰脊;头面;胸;鼻;皮毛——系上:

吐血;瘀血;溺血;血妄行;除恶血;止下血;止血漏;利肠胃;去胃中宿食;疏通血脉;逐血痹;逐五脏间败血;祛风;寒热往来;推荡瘀结;发散郁滞;通血脉;通经络;肋下疼;恶风

r40＝

　　[鸡内金,淡序,{D－D1;A－A3},4411,40]

R40＝

脾;胃;肌;口;体内食物饮水呼吸气体和异物垃圾及败坏物系寄生物系;体外环境;诸阴之总——系上:

除恶纳善;呆;调中化食;安和五脏;交结形神;清除体内异物、垃圾、败坏物系、寄生物系;纳欲低下

油膜;三焦;脐;卵;脑髓;心胞;小腹——系上:

止口焦舌干;利小便;久服安精神定魂魄;养神保神;生津;虚劳客热;止渴;益津液,除虚热,夺实火;利水道;消渴;伤热火烂;补 A 系虚损

R4040＝

油膜;三焦;脐;卵;脑髓;心胞;小腹——系上:

除鬼;解蛊;杀百精,A 系痛;失去理智;元欲过强;杨梅

脾;胃;肌;口;体内食物饮水呼吸气体和异物垃圾及败坏物系寄生物系;体外环境;诸阴之总——系上:

大腹淋沥,水肿淋结;除痰湿;伤中;伤饱;心下满结;气结;消谷调中;消痰结,暖胃,除恶物;湿痹死肌,身烦疼;一身面目黄肿;逐皮间风水结肿,四肢湿痹;恶疮;恶物瘀结;诸恶疮疡;老物映鬼;除客血内塞;序老血在五脏间,咳唾言语气臭,扫瘀浊;症痕积聚;留饮宿食;荡涤肠胃;推陈致新;诸老血留结

r41＝

　　[续断,辛微寒,{E－E1;B－E3},5525,41]

R41＝

肺;大肠;筋骨;神经;淋巴;肠胃;九窍;关节;腰脊;头面;胸;鼻;皮毛——系上:

消毒;愤愤不平;痈疽,头疡,安充五脏,排脓拔毒;瘘疮枪伤;创伤;折跌,绝筋,伤中,主男子五劳七伤,补五脏内伤不足,饱力断绝,通九窍,补虚劳羸瘦,止腰痛,毒疮;膝痛不可屈伸,补中续绝,填骨髓,除脑中痛及腰脊痛,肢痿,久败疮,五痔鼠瘘,小儿百病;消渴;止渴;益气;金疮,消肿毒;强筋骨;瘰疬;痔疮;摧生;诸肿毒疥癣;疔疮丹毒;败毒消肿;解痞;神经麻木;淋巴肿毒;肠胃中毒;气陷;血妄行;下血;漏血;金创(金系受到强力冲击破坏)

血脉;胆;肝;筋骨;神经;淋巴;经络;肠胃;目;头;肋——系上:

强筋骨,保肺气,补气;金创(金系受到强力冲击破坏);崩中漏血,金疮血内漏,补 E 系虚损

R4141＝

血脉;胆;肝;筋骨;神经;淋巴;经络;肠胃;目;头;肋——系上:

寒热往来;泄痢;麻风;秃癞;时毒;大风在身面;霍乱;吐下不止;除寒热邪气;风头目眩;主头面游风;久泄久痢;温疟;消怒气;消诸淋;大风癫疾;妇人子藏风邪气;除邪;腹痛泄痢;瘟疫;瘴气;时行寒热;身体偏异;疏通血脉;止血妄行;疏通经络;逐邪气;肋下痛

肺;大肠;筋骨;神经;淋巴;肠胃;九窍;关节;腰脊;头面;胸;鼻;皮毛——系上:

吐血;瘀血;溺血;血妄行;除恶血;止下血;止血漏;利肠胃;去胃中宿食;疏通血脉;逐血痹;逐五脏间败血;祛风;寒热往来;推荡瘀结;发散郁滞;通血脉;通经络;肋下疼;恶风

第四章　1 296 种模型本草的药性功能

　　每一种本草的药性功能，基本的有四个方面：一是某系上某阳虚；二是某系上某阳实；三是某系上某阴虚；四是某系上某阴实。还有，药物主要作用点和药物主要作用方面，这取决于药物的生存环境和生存状态。所以，代码相同的两种基本本草，其药性功能基本相同，但各有侧重。

　　根据本草药性功能的四个方面，可以将所有可能的本草模型的个数和基本药性功能推导出来，总共有 1 296 种。模型本草由假说三推导出。

　　假说三：一个本草药性功能（药证），是由其系相态阳虚、系相态阳实和系相态阴虚、系相态阴实四个特征来界定的。

　　我们用一个相空间坐标集合$\{i,j,k,m\}$来标志一个本草的药性功能：即 i 系 j 阳虚且 k 系 m 阴虚；用对偶拓展相空间坐标集合$\{i,j,k,m;I,J,K,M\}$来表达一个本草的药性功能。这里，大写标志物与小写标志物关于系、相、虚实对偶。

　　$i=\{1;2;3;4;5;6\}$标志各系$\{A;B;C;D;E;F\}$；$j=\{1;2;3;4;5;6\}$标志各相阳虚$\{A1;B1;C1;D1;E1;F1\}$；$k=\{1;2;3;4;5;6\}$标志各系$\{A;B;C;D;E;F\}$；$m=\{1;2;3;4;5;6\}$标志各相阴虚$\{A3;B3;C3;D3;E3;F3\}$；$I=\{1;2;3;4;5;6\}$标志各系$\{D;E;F;A;B;C\}$；$J=\{1;2;3;4;5;6\}$标志各相阳实$\{D2;E2;F2;A2;B2;C2\}$；$K=\{1;2;3;4;5;6\}$标志各系$\{D;E;F;A;B;C\}$；$M=\{1;2;3;4;5;6\}$标志各相阴实$\{D4;E4;F4;A4;B4;C4\}$。

　　阳实则痛；阴实则疼；

　　阳实生热；阴实生寒；阳虚生虚寒；阴虚生虚热。

　　根据假说三，计算机输出 1 296 种模型本草的基本药性功能的代码、意义、相空间坐标和相空间图示：

（一）代码 1 111——1 166，共 36 种模型本草

ans＝

    1   1   1   1

——这是模型本草的药物代码，下同；

ans＝

  ［元系上，元阳虚］

  ［元系上，元阴虚］

——这是模型本草的药性功能标志，下同；

U＝

  －2   －2

  －2   －2

  －2   －2

  －2   －2

——这是模型本草药性功能的相空间坐标，下同；

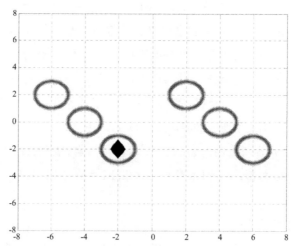

——这是模型本草药性功能的相空间图示，下同；

ans＝

    1   1   1   2

ans＝

  ［元系上，元阳虚］

  ［元系上，木阴虚］

U＝

−2	−2
−2	−2
−2	−2
−4	0

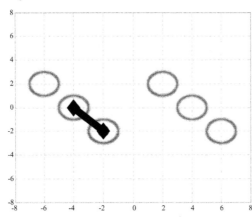

ans＝

1	1	1	3

ans＝

［元系上, 元阳虚］

［元系上, 火阴虚］

U＝

−2	−2
−2	−2
−2	−2
−6	2

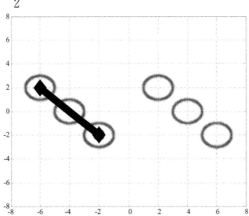

ans＝

　　　1　　　1　　　1　　　4

ans＝

　　〔元系上,元阳虚〕

　　〔元系上,土阴虚〕

U＝

　　-2　　　　-2
　　-2　　　　-2
　　-2　　　　-2
　　　2　　　　 2

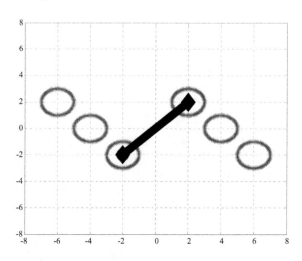

ans＝

　　　1　　　1　　　1　　　5

ans＝

　　〔元系上,元阳虚〕

　　〔元系上,金阴虚〕

U＝

　　-2　　　　-2
　　-2　　　　-2
　　-2　　　　-2
　　　4　　　　 0

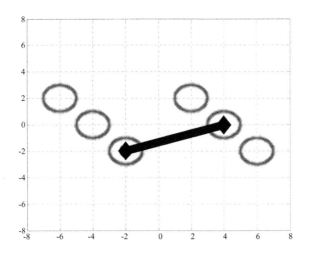

ans＝

    1   1   1   6

ans＝

  ［元系上，元阳虚］

  ［元系上，水阴虚］

U＝

    −2   −2

    −2   −2

    −2   −2

     6   −2

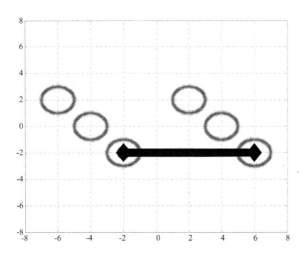

ans＝

    1   1   2   1

ans＝

    [元系上,元阳虚]

    [木系上,元阴虚]

U＝

    −2   −2

    −2   −2

    −4   0

    −2   −2

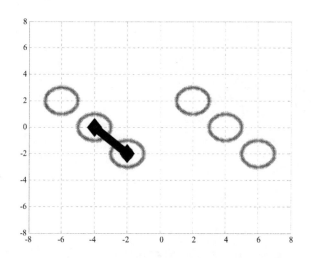

ans＝

    1   1   2   2

ans＝

    [元系上,元阳虚]

    [木系上,木阴虚]

U＝

    −2   −2

    −2   −2

    −4   0

    −4   0

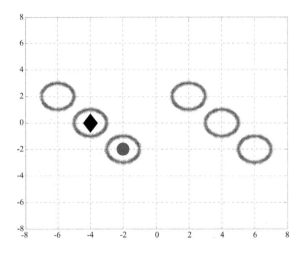

ans＝

　　　1　　　1　　　2　　　3

ans＝

　　［元系上,元阳虚］

　　［木系上,火阴虚］

U＝

　　−2　　　　−2

　　−2　　　　−2

　　−4　　　　0

　　−6　　　　2

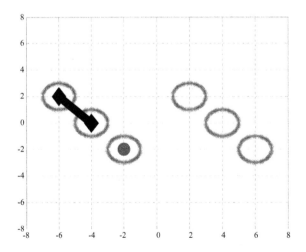

ans＝

　　1　　1　　2　　4

ans＝

　　〔元系上,元阳虚〕

　　〔木系上,土阴虚〕

U＝

　　−2　　−2

　　−2　　−2

　　−4　　0

　　2　　2

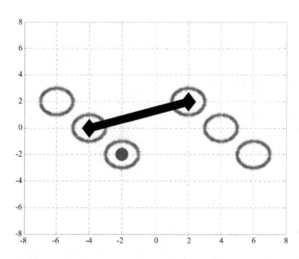

ans＝

　　1　　1　　2　　5

ans＝

　　〔元系上,元阳虚〕

　　〔木系上,金阴虚〕

U＝

　　−2　　−2

　　−2　　−2

　　−4　　0

　　4　　0

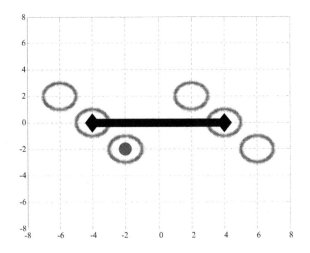

ans＝

    1   1   2   6

ans＝

〔元系上,元阳虚〕

〔木系上,水阴虚〕

U＝

    −2   −2

    −2   −2

    −4   0

      6   −2

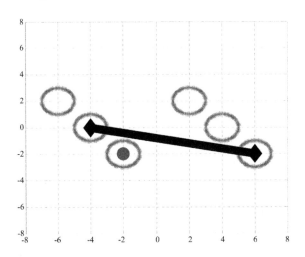

ans＝

    1   1   3   1

ans＝

〔元系上，元阳虚〕

〔火系上，元阴虚〕

U＝

  −2   −2

  −2   −2

  −6   2

  −2   −2

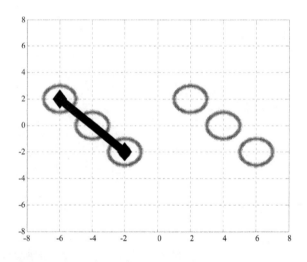

ans＝

    1   1   3   2

ans＝

〔元系上，元阳虚〕

〔火系上，木阴虚〕

U＝

  −2   −2

  −2   −2

  −6   2

  −4   0

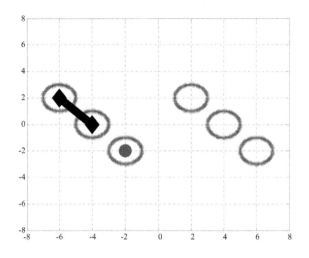

ans＝

　　1　　1　　3　　3

ans＝

　［元系上, 元阳虚］

　［火系上, 火阴虚］

U＝

　　−2　　　−2

　　−2　　　−2

　　−6　　　2

　　−6　　　2

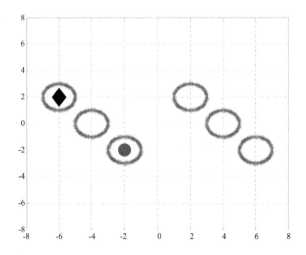

ans＝

    1   1   3   4

ans＝

    ［元系上，元阳虚］

    ［火系上，土阴虚］

U＝

    −2   −2

    −2   −2

    −6   2

      2   2

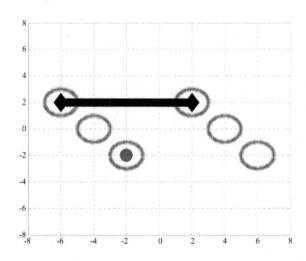

ans＝

    1   1   3   5

ans＝

    ［元系上，元阳虚］

    ［火系上，金阴虚］

U＝

    −2   −2

    −2   −2

    −6   2

      4   0

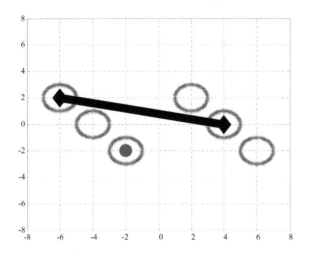

ans＝

    1   1   3   6

ans＝

  ［元系上,元阳虚］

  ［火系上,水阴虚］

U＝

    -2   -2

    -2   -2

    -6   2

     6   -2

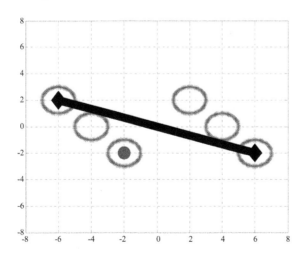

ans＝

    1   1   4   1

ans＝

    ［元系上，元阳虚］

    ［土系上，元阴虚］

U＝

    −2   −2

    −2   −2

     2   2

    −2   −2

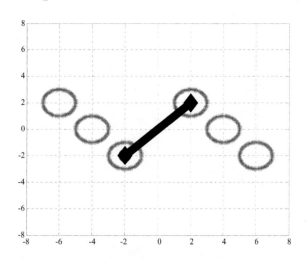

ans＝

    1   1   4   2

ans＝

    ［元系上，元阳虚］

    ［土系上，木阴虚］

U＝

    −2   −2

    −2   −2

     2   2

    −4   0

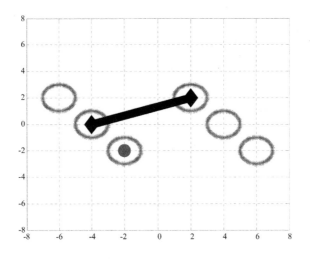

ans＝

    1   1   4   3

ans＝

〔元系上,元阳虚〕

〔土系上,火阴虚〕

U＝

   −2   −2

   −2   −2

    2   2

   −6   2

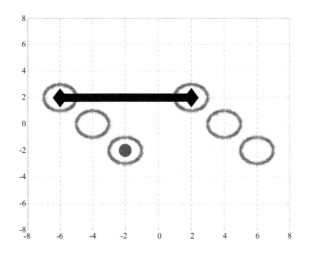

ans＝

  1 1 4 4

ans＝

  ［元系上，元阳虚］

  ［土系上，土阴虚］

U＝

  −2   −2

  −2   −2

   2   2

   2   2

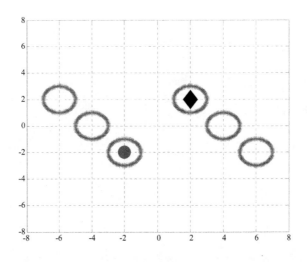

ans＝

  1 1 4   5

ans＝

  ［元系上，元阳虚］

  ［土系上，金阴虚］

U＝

  −2   −2

  −2   −2

   2   2

   4   0

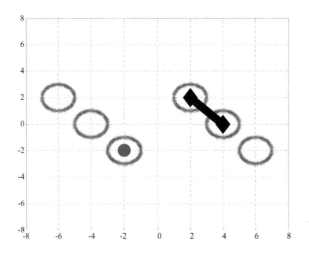

ans＝

    1   1   4   6

ans＝

　［元系上,元阳虚］

　［土系上,水阴虚］

U＝

   −2   −2

   −2   −2

    2   2

    6   −2

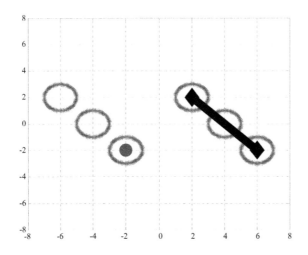

ans＝

　　　1　　　1　　　5　　　1

ans＝

　　〔元系上,元阳虚〕

　　〔金系上,元阴虚〕

U＝

　　　−2　　　　−2

　　　−2　　　　−2

　　　　4　　　　　0

　　　−2　　　　−2

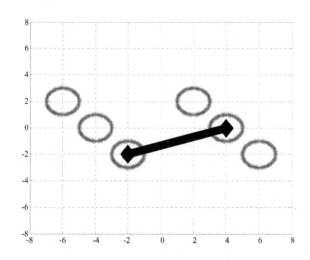

ans＝

　　　1　　　1　　　5　　　2

ans＝

　　〔元系上,元阳虚〕

　　〔金系上,木阴虚〕

U＝

　　　−2　　　　−2

　　　−2　　　　−2

　　　　4　　　　　0

　　　−4　　　　　0

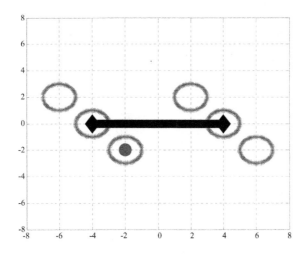

ans＝

    1   1   5   3

ans＝

   ［元系上，元阳虚］

   ［金系上，火阴虚］

U＝

   −2   −2

   −2   −2

    4   0

   −6   2

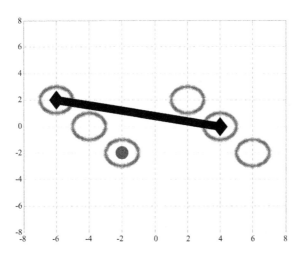

ans＝

    1   1   5   4

ans＝

    〔元系上，元阳虚〕

    〔金系上，土阴虚〕

U＝

    −2   −2

    −2   −2

     4   0

     2   2

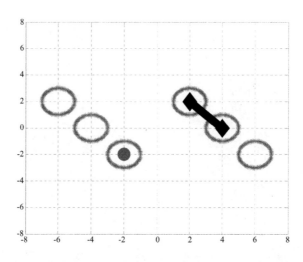

ans＝

    1   1   5   5

ans＝

    〔元系上，元阳虚〕

    〔金系上，金阴虚〕

U＝

    −2   −2

    −2   −2

     4   0

     4   0

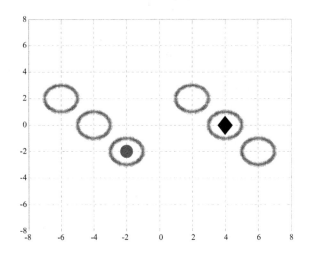

ans＝

　　　1　　　1　　　5　　　6

ans＝

　　　[元系上，元阳虚]

　　　[金系上，水阴虚]

U＝

　　　−2　　　−2

　　　−2　　　−2

　　　　4　　　　0

　　　　6　　　−2

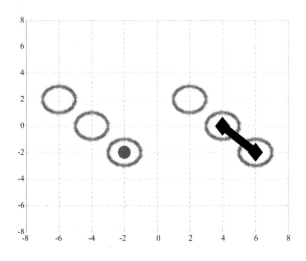

ans＝

　　　1　　　1　　　6　　　　1

ans＝

　　　[元系上,元阳虚]

　　　[水系上,元阴虚]

U＝

　　　-2　　　　-2

　　　-2　　　　-2

　　　　6　　　　-2

　　　-2　　　　-2

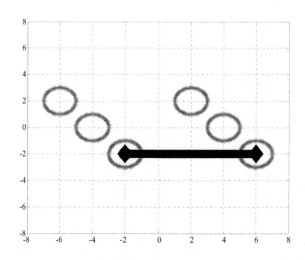

ans＝

　　　1　　　1　　　6　　　　2

ans＝

　　　[元系上,元阳虚]

　　　[水系上,木阴虚]

U＝

　　　-2　　　　-2

　　　-2　　　　-2

　　　　6　　　　-2

　　　-4　　　　　0

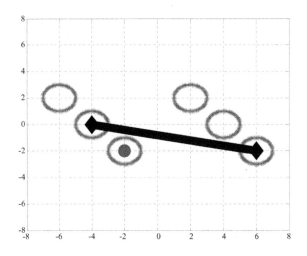

ans＝

　　　1　　　1　　　6　　　3

ans＝

　　［元系上,元阳虚］

　　［水系上,火阴虚］

U＝

　　－2　　　　　－2

　　－2　　　　　－2

　　　6　　　　　－2

　　－6　　　　　 2

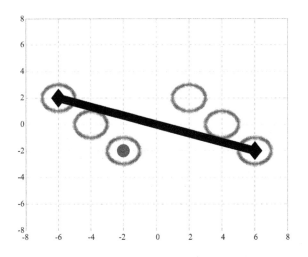

ans＝

　　　1　　　1　　　6　　　4

ans＝

　　〔元系上，元阳虚〕

　　〔水系上，土阴虚〕

U＝

　　　－2　　　　－2

　　　－2　　　　－2

　　　　6　　　　－2

　　　　2　　　　　2

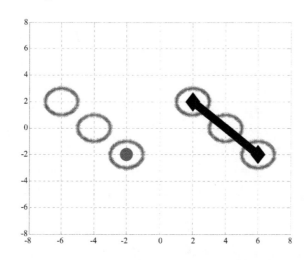

ans＝

　　　1　　　1　　　6　　　5

ans＝

　　〔元系上，元阳虚〕

　　〔水系上，金阴虚〕

U＝

　　　－2　　　　－2

　　　－2　　　　－2

　　　　6　　　　－2

　　　　4　　　　　0

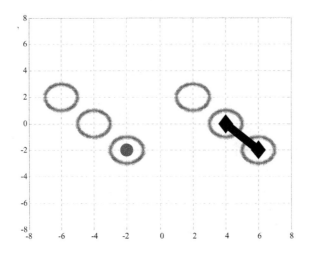

ans＝

　　　1　　　1　　　6　　　6

ans＝

　　［元系上，元阳虚］
　　［水系上，水阴虚］

U＝

　　　－2　　　　－2
　　　－2　　　　－2
　　　　6　　　　－2
　　　　6　　　　－2

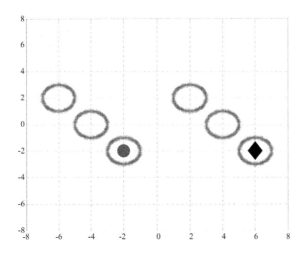

（二）代码 2211——2266，共 36 种模型本草

ans＝

　　　2　　　2　　　1　　　1

ans＝

　　　［木系上，木阳虚］
　　　［元系上，元阴虚］

U＝

　　　－4　　　　　0
　　　－4　　　　　0
　　　－2　　　　－2
　　　－2　　　　－2

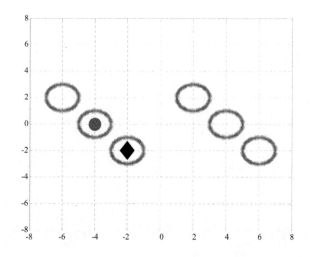

ans＝

　　　2　　　2　　　1　　　2

ans＝

　　　［木系上，木阳虚］
　　　［元系上，木阴虚］

U＝

　　　－4　　　　　0
　　　－4　　　　　0
　　　－2　　　　－2
　　　－4　　　　　0

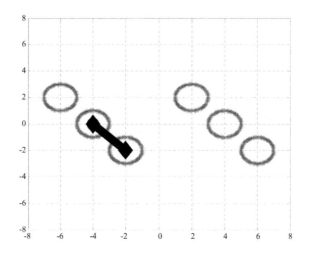

ans＝

　　　2　　　2　　　1　　　3

ans＝

　　〔木系上,木阳虚〕

　　〔元系上,火阴虚〕

U＝

　　−4　　　　　0

　　−4　　　　　0

　　−2　　　　−2

　　−6　　　　　2

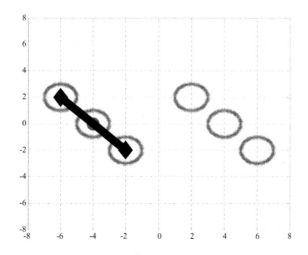

ans＝

　　2　　　2　　　1　　　4

ans＝

　　［木系上，木阳虚］

　　［元系上，土阴虚］

U＝

　　−4　　　　0

　　−4　　　　0

　　−2　　　−2

　　　2　　　　2

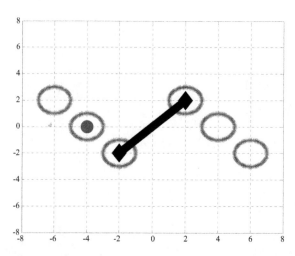

ans＝

　　2　　　2　　　1　　　5

ans＝

　　［木系上，木阳虚］

　　［元系上，金阴虚］

U＝

　　−4　　　　0

　　−4　　　　0

　　−2　　　−2

　　　4　　　　0

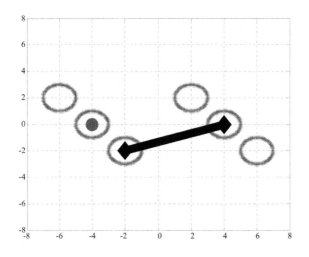

ans＝

　　　2　　　2　　　1　　　6

ans＝

　　〔木系上,木阳虚〕

　　〔元系上,水阴虚〕

U＝

　　　−4　　　　　0

　　　−4　　　　　0

　　　−2　　　　−2

　　　　6　　　　−2

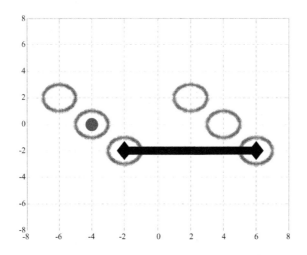

ans＝

　　　2　　　2　　　2　　　1

ans＝

　　［木系上,木阳虚］

　　［木系上,元阴虚］

U＝

　　－4　　　　0

　　－4　　　　0

　　－4　　　　0

　　－2　　　－2

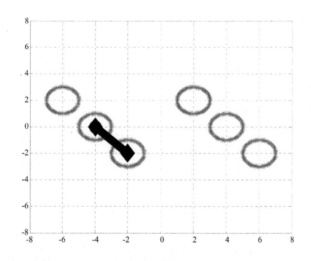

ans＝

　　　2　　　2　　　2　　　2

ans＝

　　［木系上,木阳虚］

　　［木系上,木阴虚］

U＝

　　－4　　　0

　　－4　　　0

　　－4　　　0

　　－4　　　0

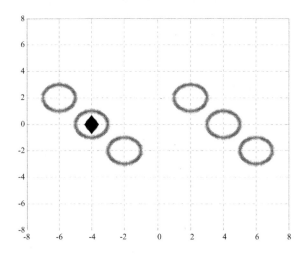

ans＝

　　　2　　　2　　　2　　　3

ans＝

　　　［木系上，木阳虚］
　　　［木系上，火阴虚］

U＝

　　　−4　　　　0
　　　−4　　　　0
　　　−4　　　　0
　　　−6　　　　2

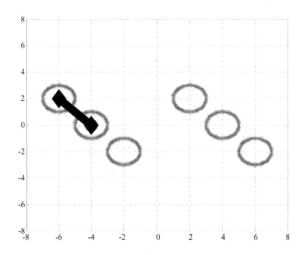

ans＝

　　　2　　　2　　　2　　　4

ans＝

　　〔木系上, 木阳虚〕

　　〔木系上, 土阴虚〕

U＝

　　　−4　　　0

　　　−4　　　0

　　　−4　　　0

　　　2　　　2

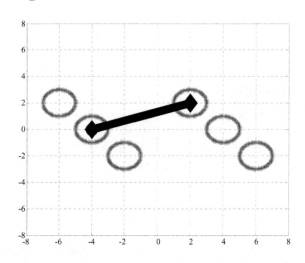

ans＝

　　　2　　　2　　　2　　　5

ans＝

　　〔木系上, 木阳虚〕

　　〔木系上, 金阴虚〕

U＝

　　　−4　　　0

　　　−4　　　0

　　　−4　　　0

　　　4　　　0

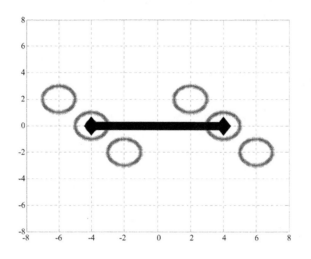

ans＝

　　　2　　　2　　　2　　　6

ans＝

　　［木系上，木阳虚］

　　［木系上，水阴虚］

U＝

　　　−4　　　　　0

　　　−4　　　　　0

　　　−4　　　　　0

　　　　6　　　−2

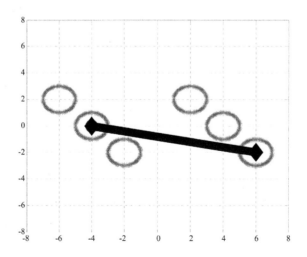

ans＝

    2   2   3   1

ans＝

    ［木系上,木阳虚］

    ［火系上,元阴虚］

U＝

    −4   0

    −4   0

    −6   2

    −2   −2

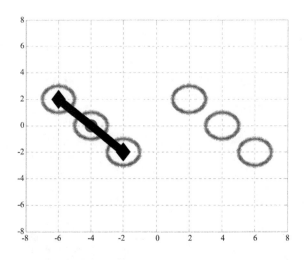

ans＝

    2   2   3   2

ans＝

    ［木系上,木阳虚］

    ［火系上,木阴虚］

U＝

    −4   0

    −4   0

    −6   2

    −4   0

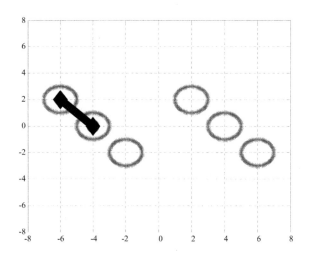

ans＝

　　　2　　　2　　　3　　　3

ans＝

　　［木系上,木阳虚］

　　［火系上,火阴虚］

U＝

　　－4　　　　0

　　－4　　　　0

　　－6　　　　2

　　－6　　　　2

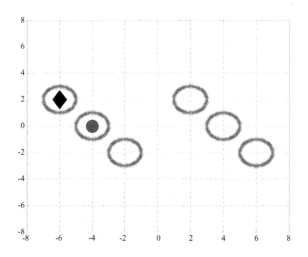

ans＝

　　　2　　　　2　　　　3　　　　4

ans＝

　　［木系上，木阳虚］

　　［火系上，土阴虚］

U＝

　　　－4　　　　0
　　　－4　　　　0
　　　－6　　　　2
　　　　2　　　　2

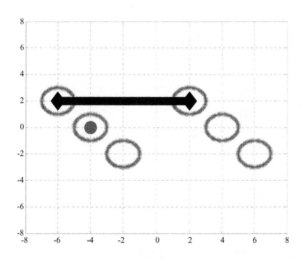

ans＝

　　　2　　　　2　　　　3　　　　5

ans＝

　　［木系上，木阳虚］

　　［火系上，金阴虚］

U＝

　　　－4　　　　0
　　　－4　　　　0
　　　－6　　　　2
　　　　4　　　　0

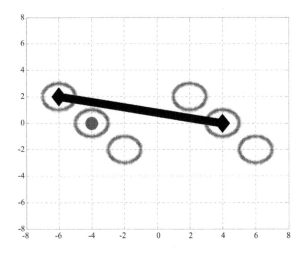

ans＝

　　2　　　　2　　　　3　　　　6

ans＝

　　［木系上，木阳虚］

　　［火系上，水阴虚］

U＝

　　－4　　　　　0

　　－4　　　　　0

　　－6　　　　　2

　　　6　　　　－2

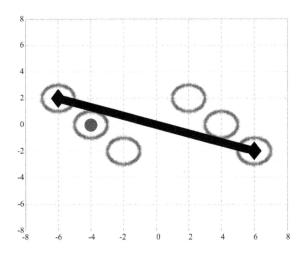

ans＝

　　　　2　　　　2　　　　4　　　　1

ans＝

　　　［木系上，木阳虚］

　　　［土系上，元阴虚］

U＝

　　　　−4　　　　　　0

　　　　−4　　　　　　0

　　　　 2　　　　　　2

　　　　−2　　　　　−2

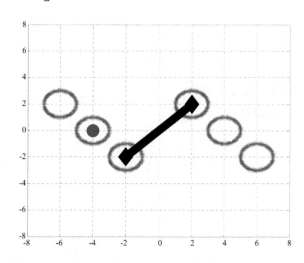

ans＝

　　　　2　　　　2　　　　4　　　　2

ans＝

　　　［木系上，木阳虚］

　　　［土系上，木阴虚］

U＝

　　　　−4　　　　　　0

　　　　−4　　　　　　0

　　　　 2　　　　　　2

　　　　−4　　　　　　0

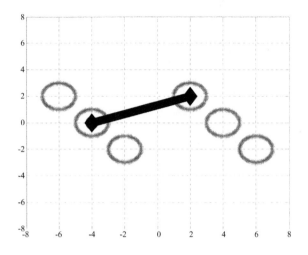

ans＝

　　　2　　　2　　　4　　　3

ans＝

　　　[木系上,木阳虚]

　　　[土系上,火阴虚]

U＝

　　　−4　　　　0

　　　−4　　　　0

　　　　2　　　　2

　　　−6　　　　2

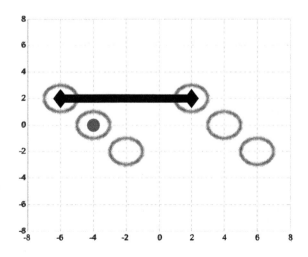

ans＝

　　2　　　2　　　4　　　4

ans＝

　　［木系上，木阳虚］

　　［土系上，土阴虚］

U＝

　　－4　　　　0
　　－4　　　　0
　　　2　　　　2
　　　2　　　　2

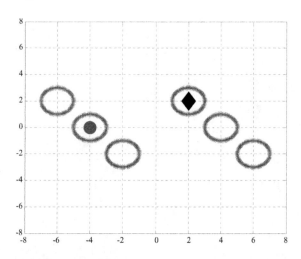

ans＝

　　2　　　2　　　4　　　5

ans＝

　　［木系上，木阳虚］

　　［土系上，金阴虚］

U＝

　　－4　　　　0
　　－4　　　　0
　　　2　　　　2
　　　4　　　　0

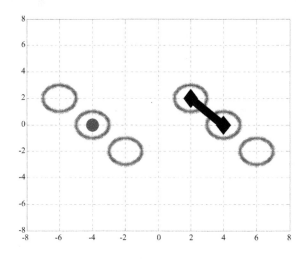

ans＝

    2   2   4   6

ans＝

［木系上,木阳虚］

［土系上,水阴虚］

U＝

   −4   0

   −4   0

    2   2

    6   −2

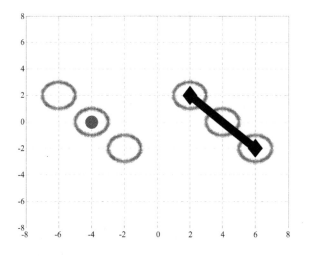

ans＝

  2 2 5 1

ans＝

  ［木系上，木阳虚］

  ［金系上，元阴虚］

U＝

  −4   0

  −4   0

   4   0

  −2 −2

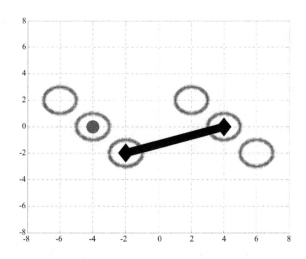

ans＝

  2 2 5 2

ans＝

  ［木系上，木阳虚］

  ［金系上，木阴虚］

U＝

  −4   0

  −4   0

   4   0

  −4   0

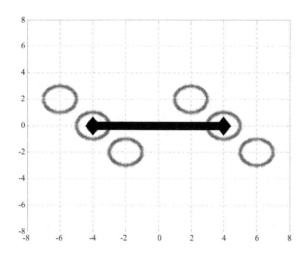

ans＝

    2   2   5   3

ans＝

   ［木系上，木阳虚］

   ［金系上，火阴虚］

U＝

   −4   0

   −4   0

    4   0

   −6   2

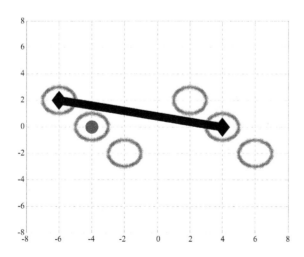

ans＝

　　　2　　　2　　　5　　　4

ans＝

　　［木系上，木阳虚］

　　［金系上，土阴虚］

U＝

　　　−4　　　　0

　　　−4　　　　0

　　　　4　　　　0

　　　　2　　　　2

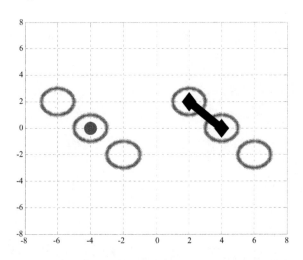

ans＝

　　　2　　　2　　　5　　　5

ans＝

　　［木系上，木阳虚］

　　［金系上，金阴虚］

U＝

　　　−4　　　　0

　　　−4　　　　0

　　　　4　　　　0

　　　　4　　　　0

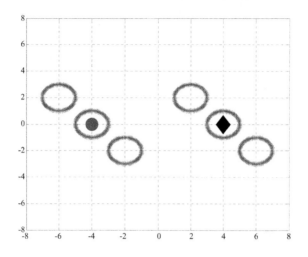

ans=

　　　2　　　2　　　5　　　6

ans=

　　［木系上，木阳虚］

　　［金系上，水阴虚］

U=

　　−4　　　　　　0

　　−4　　　　　　0

　　　4　　　　　　0

　　　6　　　　−2

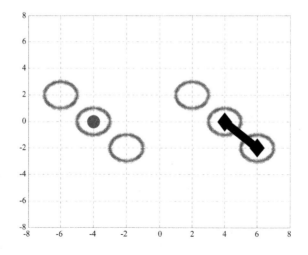

ans＝

    2   2   6   1

ans＝

  [木系上,木阳虚]

  [水系上,元阴虚]

U＝

    −4   0

    −4   0

     6   −2

    −2   −2

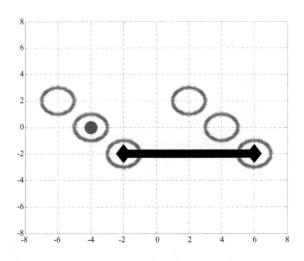

ans＝

    2   2   6   2

ans＝

  [木系上,木阳虚]

  [水系上,木阴虚]

U＝

    −4   0

    −4   0

     6   −2

    −4   0

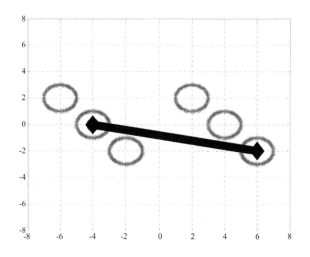

ans＝

　　　2　　　2　　　6　　　3

ans＝

　　〔木系上，木阳虚〕

　　〔水系上，火阴虚〕

U＝

　　　−4　　　　　0

　　　−4　　　　　0

　　　　6　　　−2

　　　−6　　　　2

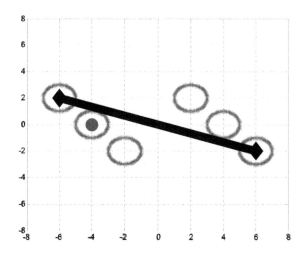

ans＝

    2　　　2　　　6　　　4

ans＝

    ［木系上，木阳虚］

    ［水系上，土阴虚］

U＝

    −4　　　　0

    −4　　　　0

    6　　　−2

    2　　　　2

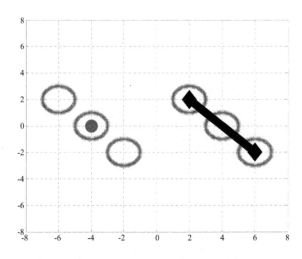

ans＝

    2　　　2　　　6　　　5

ans＝

    ［木系上，木阳虚］

    ［水系上，金阴虚］

U＝

    −4　　　　0

    −4　　　　0

    6　　　−2

    4　　　　0

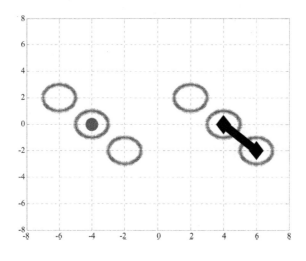

ans＝

    2   2   6   6

ans＝

［木系上，木阳虚］

［水系上，水阴虚］

U＝

   −4   0

   −4   0

    6   −2

    6   −2

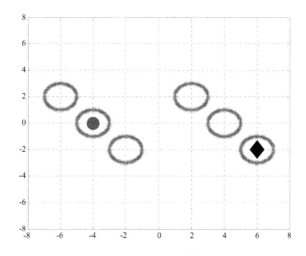

（三）代码 3311——3366，共 36 种模型本草

ans＝

　　　　3　　　　3　　　　1　　　　1

ans＝

　　　［火系上，火阳虚］
　　　［元系上，元阴虚］

U＝

　　　　－6　　　　　　2
　　　　－6　　　　　　2
　　　　－2　　　　　－2
　　　　－2　　　　　－2

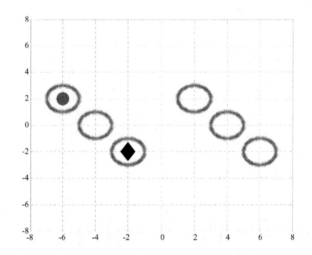

ans＝

　　　　3　　　　3　　　　1　　　　2

ans＝

　　　［火系上，火阳虚］
　　　［元系上，木阴虚］

U＝

　　　　－6　　　　　　2
　　　　－6　　　　　　2
　　　　－2　　　　　－2
　　　　－4　　　　　　0

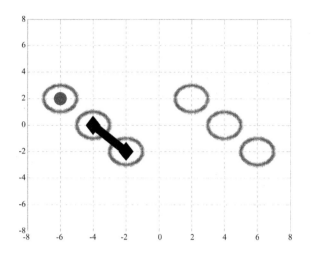

ans＝

　　　3　　　3　　　1　　　3

ans＝

　　［火系上, 火阳虚］

　　［元系上, 火阴虚］

U＝

　　−6　　　　2

　　−6　　　　2

　　−2　　　−2

　　−6　　　　2

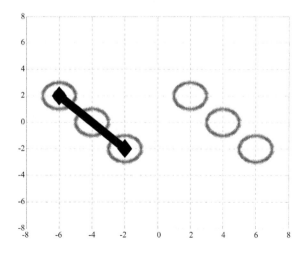

ans＝

　　　3　　　3　　　1　　　4

ans＝

　　〔火系上，火阳虚〕

　　〔元系上，土阴虚〕

U＝

　　　−6　　　　　2
　　　−6　　　　　2
　　　−2　　　　−2
　　　　2　　　　　2

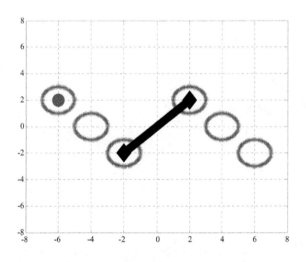

ans＝

　　　3　　　3　　　1　　　5

ans＝

　　〔火系上，火阳虚〕

　　〔元系上，金阴虚〕

U＝

　　　−6　　　　　2
　　　−6　　　　　2
　　　−2　　　　−2
　　　　4　　　　　0

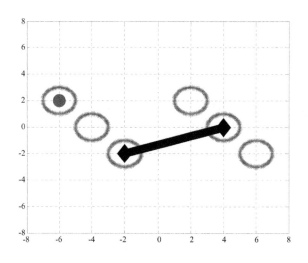

ans＝

　　　　3　　　3　　　1　　　6

ans＝

　　［火系上,火阳虚］

　　［元系上,水阴虚］

U＝

　　　　−6　　　　　2

　　　　−6　　　　　2

　　　　−2　　　　−2

　　　　6　　　　−2

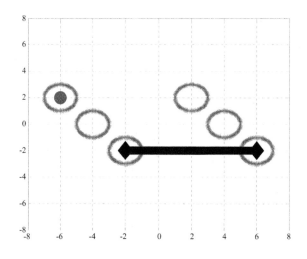

ans＝

　　　　3　　　3　　　2　　　1

ans＝

　　〔火系上,火阳虚〕

　　〔木系上,元阴虚〕

U＝

　　　　−6　　　　2

　　　　−6　　　　2

　　　　−4　　　　0

　　　　−2　　　−2

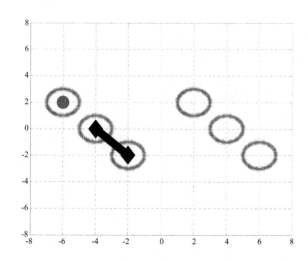

ans＝

　　　　3　　　3　　　2　　　2

ans＝

　　〔火系上,火阳虚〕

　　〔木系上,木阴虚〕

U＝

　　　　−6　　　2

　　　　−6　　　2

　　　　−4　　　0

　　　　−4　　　0

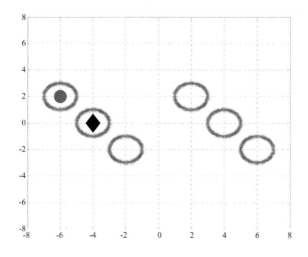

ans＝

　　　3　　　3　　　2　　　3

ans＝

　　［火系上，火阳虚］

　　［木系上，火阴虚］

U＝

　　－6　　　　2

　　－6　　　　2

　　－4　　　　0

　　－6　　　　2

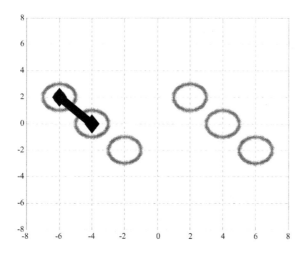

ans＝

　　　3　　　3　　　2　　　4

ans＝

　　〔火系上,火阳虚〕

　　〔木系上,土阴虚〕

U＝

　　　−6　　　2

　　　−6　　　2

　　　−4　　　0

　　　2　　　2

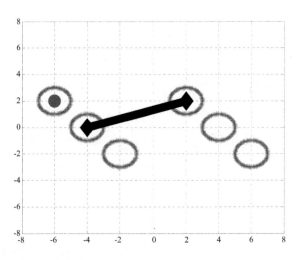

ans＝

　　　3　　　3　　　2　　　5

ans＝

　　〔火系上,火阳虚〕

　　〔木系上,金阴虚〕

U＝

　　　−6　　　2

　　　−6　　　2

　　　−4　　　0

　　　4　　　0

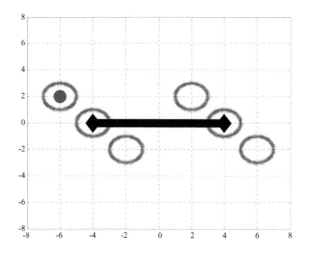

ans＝

    3   3   2   6

ans＝

〔火系上，火阳虚〕

〔木系上，水阴虚〕

U＝

   −6   2

   −6   2

   −4   0

    6   −2

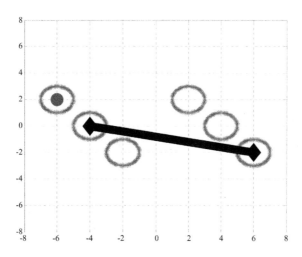

ans＝

    3   3   3   1

ans＝

    ［火系上,火阳虚］

    ［火系上,元阴虚］

U＝

    −6   2

    −6   2

    −6   2

    −2   −2

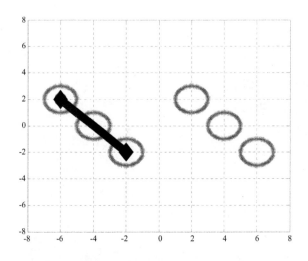

ans＝

    3   3   3   2

ans＝

    ［火系上,火阳虚］

    ［火系上,木阴虚］

U＝

    −6   2

    −6   2

    −6   2

    −4   0

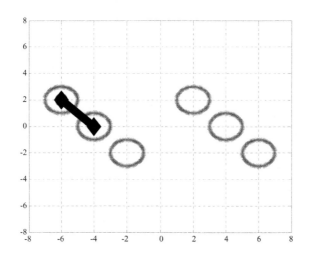

ans＝

　　3　　　3　　　3　　　3

ans＝

　　［火系上，火阳虚］

　　［火系上，火阴虚］

U＝

　　−6　　　2

　　−6　　　2

　　−6　　　2

　　−6　　　2

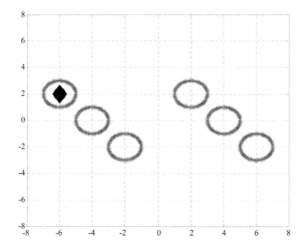

ans＝

  3 3 3 4

ans＝

  ［火系上，火阳虚］

  ［火系上，土阴虚］

U＝

  −6 2

  −6 2

  −6 2

   2 2

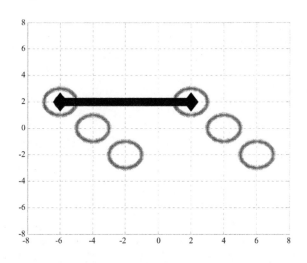

ans＝

  3 3 3 5

ans＝

  ［火系上，火阳虚］

  ［火系上，金阴虚］

U＝

  −6 2

  −6 2

  −6 2

   4 0

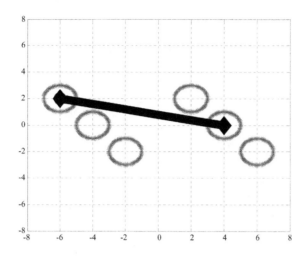

ans＝

　　　3　　　　3　　　　3　　　　6

ans＝

　　［火系上，火阳虚］

　　［火系上，水阴虚］

U＝

　　　－6　　　　　2

　　　－6　　　　　2

　　　－6　　　　　2

　　　　6　　　　－2

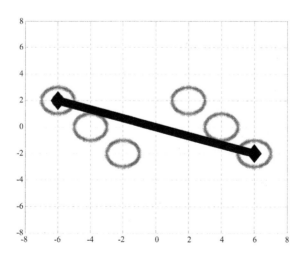

ans＝

　　　3　　　3　　　4　　　1

ans＝

　　〔火系上,火阳虚〕
　　〔土系上,元阴虚〕

U＝

　　　－6　　　　2
　　　－6　　　　2
　　　　2　　　　2
　　　－2　　　－2

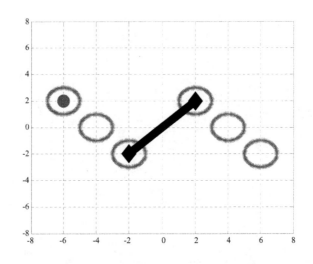

ans＝

　　　3　　　3　　　4　　　2

ans＝

　　〔火系上,火阳虚〕
　　〔土系上,木阴虚〕

U＝

　　　－6　　　2
　　　－6　　　2
　　　　2　　　2
　　　－4　　　0

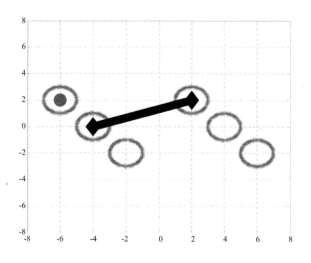

ans＝

    3   3   4   3

ans＝

   ［火系上,火阳虚］

   ［土系上,火阴虚］

U＝

   −6   2

   −6   2

    2   2

   −6   2

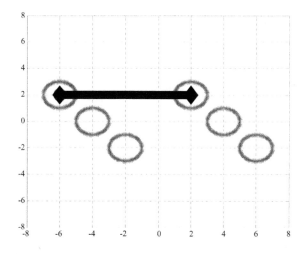

ans＝

　　　3　　　　3　　　　4　　　　4

ans＝

　　　［火系上,火阳虚］

　　　［土系上,土阴虚］

U＝

　　　−6　　　　2

　　　−6　　　　2

　　　　2　　　　2

　　　　2　　　　2

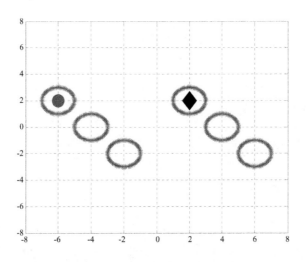

ans＝

　　　3　　　　3　　　　4　　　　5

ans＝

　　　［火系上,火阳虚］

　　　［土系上,金阴虚］

U＝

　　　−6　　　　2

　　　−6　　　　2

　　　　2　　　　2

　　　　4　　　　0

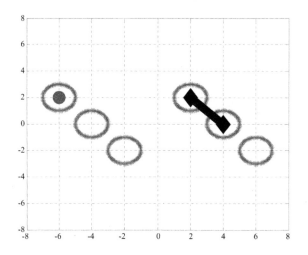

ans＝

$$3 \qquad 3 \qquad 4 \qquad 6$$

ans＝

〔火系上,火阳虚〕

〔土系上,水阴虚〕

U＝

−6	2
−6	2
2	2
6	−2

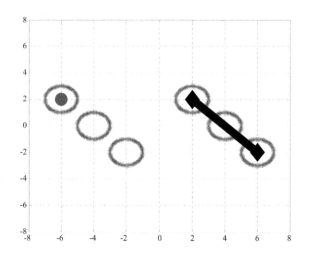

ans＝

　　　3　　　3　　　5　　　1

ans＝

　　［火系上, 火阳虚］

　　［金系上, 元阴虚］

U＝

　　　－6　　　　2

　　　－6　　　　2

　　　4　　　　0

　　　－2　　　－2

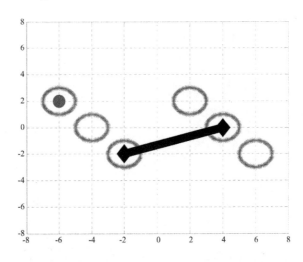

ans＝

　　　3　　　3　　　5　　　2

ans＝

　　［火系上, 火阳虚］

　　［金系上, 木阴虚］

U＝

　　　－6　　　2

　　　－6　　　2

　　　4　　　0

　　　－4　　　0

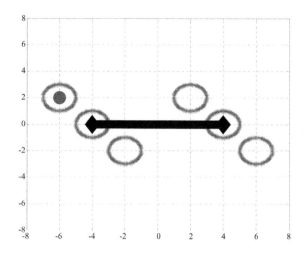

ans＝

　　3　　　3　　　5　　　3

ans＝

　　［火系上，火阳虚］

　　［金系上，火阴虚］

U＝

　　－6　　　2

　　－6　　　2

　　　4　　　0

　　－6　　　2

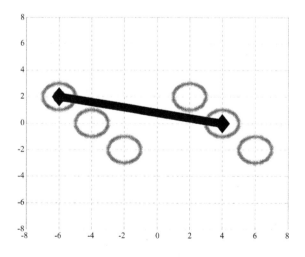

ans＝

　　　3　　　3　　　5　　　4

ans＝

　　［火系上,火阳虚］

　　［金系上,土阴虚］

U＝

　　−6　　　2

　　−6　　　2

　　　4　　　0

　　　2　　　2

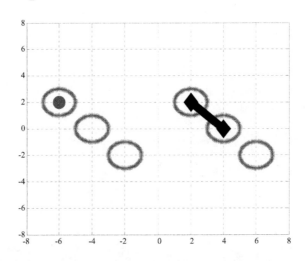

ans＝

　　　3　　　3　　　5　　　5

ans＝

　　［火系上,火阳虚］

　　［金系上,金阴虚］

U＝

　　−6　　　2

　　−6　　　2

　　　4　　　0

　　　4　　　0

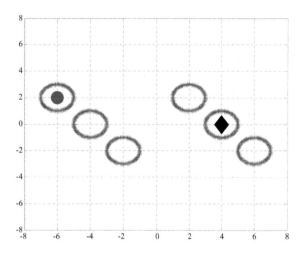

ans＝

　　　3　　　　3　　　　5　　　　6

ans＝

　　〔火系上,火阳虚〕

　　〔金系上,水阴虚〕

U＝

　　　－6　　　　　　2
　　　－6　　　　　　2
　　　　4　　　　　　0
　　　　6　　　　　－2

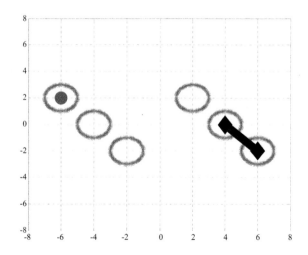

ans＝

    3   3   6   1

ans＝

  〔火系上,火阳虚〕

  〔水系上,元阴虚〕

U＝

    −6   2

    −6   2

     6   −2

    −2   −2

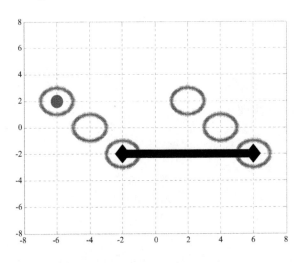

ans＝

    3   3   6   2

ans＝

  〔火系上,火阳虚〕

  〔水系上,木阴虚〕

U＝

    −6   2

    −6   2

     6   −2

    −4   0

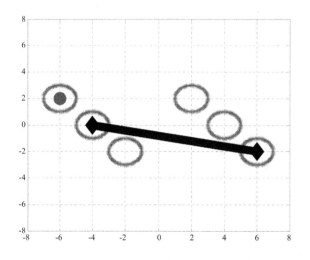

ans＝

    3   3   6   3

ans＝

   [火系上,火阳虚]

   [水系上,火阴虚]

U＝

    −6   2

    −6   2

     6   −2

    −6   2

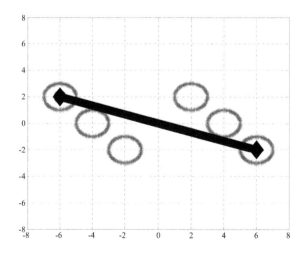

ans＝

　　　3　　　3　　　6　　　4

ans＝

　　　[火系上,火阳虚]

　　　[水系上,土阴虚]

U＝

　　　−6　　　　2

　　　−6　　　　2

　　　　6　　　−2

　　　　2　　　　2

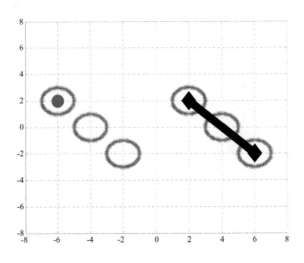

ans＝

　　　3　　　3　　　6　　　5

ans＝

　　　[火系上,火阳虚]

　　　[水系上,金阴虚]

U＝

　　　−6　　　　2

　　　−6　　　　2

　　　　6　　　−2

　　　　4　　　　0

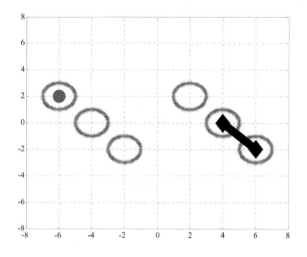

ans＝

　　　3　　　　3　　　　6　　　　6

ans＝

　　［火系上，火阳虚］

　　［水系上，水阴虚］

U＝

　　　－6　　　　　2

　　　－6　　　　　2

　　　　6　　　　－2

　　　　6　　　　－2

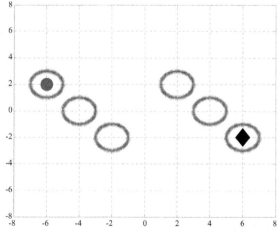

第五章　逻辑推论（表象延拓）：本草药物对现代致病因素的作用

一、核辐射、电磁辐射、宇宙射线

核辐射、电磁辐射、宇宙射线对人体的作用，在作者构建的中医药模型机制中，属于火阳。

二、癌细胞和致癌基因

癌细胞和致癌基因对人体的作用，在作者构建的中医药模型机制中，属于水阳。

三、新的瘟疫

新的瘟疫对人体的作用，在作者构建的中医药模型机制中，属于木阳。

四、环境污染

环境污染对人体的作用，在作者构建的中医药模型机制中，属于土阳。

五、强烈情感

强烈情感对人体的作用，在作者构建的中医药模型机制中，愤怒仇恨属于木阳；欢喜狂妄属于火阳；愁思烦急属于土阳；惊悸恐惧属于金阳；悲哀属于水阳；淡泊宁静属于元阳。

具体临床中，要根据上述现代致病因素各自的综合属性进行对证配药组方。这是一个全新的研究领域。

结　语

　　科学研究是根据既有实践包括观察事实的集合，猜测概括出一套套模型机制及其逻辑推论系列，来解释已知现象，预测未知现象，使理论与实践在一定范围和一定程度内相符，并且不断修改完善这套模型机制，拓展其适用范围，提升其精准程度。

　　本书介绍的作者构建的本草药性功能模型机制这一套中医药理论，是一个探索。我们要根据历代中医药文献的研读和大量临床实践，来分析确定这一套中医药理论与客观事实相符的具体范围和相符的精准程度。这正是中医药科学研究的正常路径。

　　这也是作者今后研究的一个课题。真切期望广大读者，特别是致力于中医药传承和弘扬光大事业的读者，提出宝贵意见，以便本书再版时，使这一套中医药理论与客观事实相符的具体范围和相符的精准程度，都有较显著的扩大和提升。